Todo lo

que necesita saber

para ser

Auxiliar de enfermería

en

Medicina interna

MARTIN STERLING

Índice

Capítulo 1: Introducción a la medicina interna　　11

- Comprender la Medicina Interna: definición y ámbito de aplicación　　12

- El camillero: un pilar del servicio de Medicina Interna　　15

- Patologías comunes en medicina interna　　19

- Un enfoque holístico del paciente　　24

Capítulo 2: Las competencias esenciales del auxiliar de cuidados　　29

- Dominio de los conocimientos médicos básicos　　30

- Técnicas de cuidados específicos en medicina interna　　34

- Comunicación eficaz con el equipo multidisciplinar　　40

- Gestión de herramientas y equipos médicos　　45

Capítulo 3: Cuidados diarios en medicina interna　　53

- Monitorización de constantes vitales y parámetros clínicos　　54

- Asistencia en procedimientos de enfermería 60

- Tratamiento del dolor y comodidad del paciente 66

- Prevención de las úlceras por presión y las infecciones nosocomiales 72

Capítulo 4: La relación de ayuda con el paciente 79

- Establecer una comunicación terapéutica 80

- Apoyo y orientación psicológicos 86

- Respeto de la dignidad y la intimidad del paciente 92

- Gestión de pacientes difíciles o al final de la vida 98

Capítulo 5: Gestión de emergencias 105

- Reconocer los signos clínicos de alerta 106

- Protocolos de emergencia y procedimientos internos 111

- El papel del auxiliar de enfermería durante las intervenciones críticas 118

- Gestión del estrés en situaciones de emergencia 124

Capítulo 6: Ética y conducta profesional 131

- Confidencialidad y secreto médico 132

- Derechos del paciente y consentimiento informado — 138

- Prácticas profesionales y responsabilidades jurídicas — 144

- Cumplimiento de los protocolos y normas de seguridad — 152

Capítulo 7: Los retos del Servicio de Medicina Interna — 161

- Carga de trabajo y gestión del tiempo — 162

- Adaptación a los avances tecnológicos y médicos — 168

- Prevención de riesgos laborales — 174

- Conciliación de la vida laboral y familiar — 180

Capítulo 8: Tecnologías innovadoras en medicina interna — 185

- El impacto de la telemedicina en el papel del asistente asistencial — 186

- Utilización de herramientas digitales para el seguimiento de los pacientes — 190

- Formación en nuevas tecnologías médicas — 195

- Seguridad y confidencialidad de los datos de los pacientes — 201

Capítulo 9: Estudios de casos y ejemplos prácticos — 209

- Análisis de situaciones clínicas complejas — 210

- Gestión de imprevistos y emergencias   216

- Estrategias de resolución de problemas   223

- Comentarios y lecciones aprendidas   230

Capítulo 10: Conclusión   237

- El impacto del auxiliar de enfermería en medicina interna   238

- Ánimo a los futuros profesionales   241

- El futuro de la profesión auxiliar de enfermería   244

- Recursos y referencias útiles   248

« *La medicina interna es el corazón del hospital, donde la complejidad de la enfermedad se encuentra con la compasión de los cuidadores. El auxiliar de enfermería desempeña aquí un papel esencial, combinando los conocimientos técnicos con la humanidad para acompañar a cada paciente en el camino hacia la recuperación.* »

Capítulo 1

Introducción a la Medicina Interna

- Comprender la Medicina Interna: definición y ámbito de aplicación

La Medicina Interna es una especialidad médica fundamental dedicada a la atención integral de pacientes adultos con patologías complejas, a menudo multisistémicas. Se encuentra en la encrucijada de muchas disciplinas médicas, ofreciendo un enfoque holístico que considera al individuo como un todo en lugar de centrarse en un órgano o sistema específico. Esta disciplina requiere amplios conocimientos médicos, capacidad de análisis en profundidad y versatilidad para gestionar situaciones clínicas variadas y a menudo interconectadas.

Definición de Medicina Interna

La Medicina Interna es la especialidad dedicada al diagnóstico, tratamiento y prevención de las enfermedades del adulto, en particular las que afectan a varios sistemas orgánicos. Abarca un amplio espectro de patologías, desde afecciones agudas hasta enfermedades crónicas complejas. A menudo se recurre a los internistas por su experiencia en casos en los que el diagnóstico es incierto, en los que coexisten varias afecciones o cuando surgen complicaciones médicas en pacientes hospitalizados por otros motivos.

Esta especialidad se centra en una comprensión profunda de los mecanismos fisiopatológicos de la enfermedad, lo que permite un enfoque racional y personalizado del paciente. Los internistas desempeñan un papel clave en la coordinación de la asistencia, colaborando con otros especialistas para garantizar una gestión integrada y coherente.

Ámbito e importancia de la medicina interna

El ámbito de la medicina interna es muy amplio y abarca muchas subespecialidades, como endocrinología, gastroenterología, neumología, nefrología, hematología, infectología, reumatología y muchas otras. Esta interdisciplinariedad permite a los internistas gestionar situaciones clínicas complejas, en las que varias patologías pueden interactuar o enmascararse entre sí.

En el ámbito hospitalario, el servicio de Medicina Interna suele ser el punto de referencia para pacientes con síntomas inespecíficos, enfermedades raras o síndromes inexplicables. Los pacientes ingresados en este servicio pueden padecer enfermedades autoinmunes, infecciones sistémicas, trastornos metabólicos, cánceres hematológicos o fallos multiorgánicos. La capacidad de integrar la información clínica, biológica y de imagen es esencial para realizar un diagnóstico preciso y diseñar un plan de tratamiento eficaz.

El papel del auxiliar de enfermería en medicina interna

En este complejo contexto, el auxiliar de enfermería ocupa una posición crucial dentro del equipo asistencial. Su contribución no se limita a los cuidados básicos, sino que se extiende a la participación activa en el seguimiento clínico, la prevención de complicaciones y el apoyo psicológico a los pacientes. En medicina interna, donde las condiciones de salud pueden cambiar rápidamente, el auxiliar de enfermería es a menudo el primero en detectar cambios sutiles en el estado del paciente, gracias a una observación estrecha y continua.

La complejidad de las patologías encontradas exige que los cuidadores tengan un buen conocimiento de los signos clínicos asociados a las distintas enfermedades. Por ejemplo, reconocer los primeros signos de descompensación cardiaca, insuficiencia respiratoria o infección grave puede permitir al equipo médico intervenir rápidamente. Además, los auxiliares sanitarios deben estar familiarizados con los protocolos específicos asociados a tratamientos complejos, como las infusiones de fármacos inmunosupresores, el cuidado de pacientes inmunodeprimidos o el manejo de dispositivos médicos invasivos.

Enfoque holístico del paciente

El enfoque holístico está en el centro de la práctica de la Medicina Interna. Cada paciente es considerado como un todo, prestando atención no sólo a sus síntomas físicos, sino también a su estado psicológico, social y ambiental. Los pacientes con enfermedades crónicas o complejas pueden experimentar ansiedad, depresión o angustia relacionadas con su enfermedad. Los cuidadores desempeñan un papel clave a la hora de identificar estas necesidades no médicas y poner en marcha las medidas de apoyo adecuadas.

Por ejemplo, un paciente con diabetes de tipo 2 con complicaciones renales y cardiovasculares también puede sufrir aislamiento social o dificultades económicas que repercutan en su salud. El cuidador, en colaboración con el equipo multidisciplinar, puede ayudar a derivar al paciente a servicios de asistencia social, programas de educación terapéutica o grupos de apoyo.

Interacción con el equipo multidisciplinar

La medicina interna requiere una estrecha colaboración entre los distintos profesionales sanitarios. El auxiliar de enfermería es un eslabón esencial de esta cadena, que garantiza la continuidad de los cuidados y una transmisión eficaz de la información. Trabajan con médicos, enfermeros, fisioterapeutas, dietistas, psicólogos y trabajadores sociales para elaborar y aplicar el plan de cuidados del paciente.

La comunicación es un aspecto fundamental de esta colaboración. El auxiliar de enfermería debe dominar el lenguaje médico para comprender las instrucciones, informar de las observaciones con precisión y participar activamente en las reuniones de equipo. Por ejemplo, informar de un cambio en la diuresis, la aparición de edemas o cambios en el estado de conciencia del paciente puede ser crucial para la gestión médica.

Retos y oportunidades en medicina interna

Trabajar en Medicina Interna presenta retos únicos para los auxiliares sanitarios. La diversidad de patologías, la complejidad de los casos y la carga emocional asociada al cuidado de pacientes en estado crítico pueden resultar exigentes. Sin embargo, también ofrece oportunidades de aprendizaje y desarrollo profesional. Los auxiliares sanitarios adquieren una experiencia rica y variada, refuerzan sus habilidades clínicas y desarrollan su resistencia ante situaciones difíciles.

Además, el cuidador de Medicina Interna puede desempeñar un papel en la educación del paciente, proporcionando información sobre los cuidados diarios, el manejo de los síntomas y la adherencia al tratamiento. Esta dimensión educativa es esencial para promover la autonomía del paciente y mejorar los resultados a largo plazo.

- El auxiliar de enfermería: un pilar del servicio de Medicina Interna

En el corazón del departamento de Medicina Interna, el auxiliar de enfermería ocupa una posición central, desempeñando un papel indispensable en el funcionamiento diario y en la calidad de los cuidados prestados a los pacientes. Su contribución va mucho más allá de las tareas técnicas, abarcando una dimensión humana esencial que las convierte en un pilar esencial del equipo asistencial.

Una presencia esencial para los pacientes

El auxiliar de enfermería suele ser el primer contacto del paciente con el personal sanitario. Gracias a su enfoque empático y a su disponibilidad, crean un vínculo de confianza que facilita la atención global. En medicina interna, donde los pacientes suelen presentar patologías complejas y estados de salud fluctuantes, esta relación especial ayuda a comprender mejor las necesidades individuales y a adaptar los cuidados en consecuencia.

Su presencia constante junto a la cama de los pacientes les permite detectar precozmente cambios sutiles en su estado de salud. Ya se trate de una alteración de la consciencia, la aparición de nuevos síntomas o un cambio en las constantes vitales, el auxiliar de enfermería está en primera línea para observar e informar de estos acontecimientos al equipo médico y de enfermería. Esta vigilancia ayuda a prevenir complicaciones y a intervenir precozmente en caso de urgencia.

Conocimientos técnicos versátiles

La diversidad de patologías en medicina interna exige que los auxiliares de enfermería tengan una sólida formación y una gran polivalencia. Dominan los cuidados básicos, como la higiene personal, la ayuda a la alimentación y la movilización de los pacientes, además de ser expertos en el uso de dispositivos médicos específicos. Participan en el seguimiento clínico, tomando medidas como la temperatura, la tensión arterial y la glucemia, y asegurándose de que los equipos de seguimiento funcionan correctamente.

Su papel también implica un conocimiento profundo de los protocolos de higiene para prevenir las infecciones nosocomiales, que son especialmente cruciales en el caso de pacientes inmunodeprimidos o con dispositivos invasivos. Al aplicar rigurosamente estos protocolos, el auxiliar de enfermería contribuye a la seguridad del paciente y a la calidad de la asistencia.

Un vínculo de comunicación dentro del equipo multidisciplinar

Los auxiliares sanitarios desempeñan un papel clave en la transmisión de información entre los pacientes, sus familias y el equipo sanitario. Garantizan una comunicación fluida y eficaz, informando con precisión de sus observaciones y de las necesidades expresadas por el paciente. Esto es esencial para la continuidad de los cuidados y la coordinación entre los distintos profesionales sanitarios.

Al participar en las reuniones y comunicaciones del equipo, el auxiliar de enfermería aporta una valiosa perspectiva basada en su proximidad al paciente. Colaboran estrechamente con enfermeros, médicos, fisioterapeutas, dietistas y trabajadores sociales, ayudando a elaborar y aplicar el plan de cuidados personalizado.

Apoyo psicológico y humano

Además de los aspectos técnicos, el auxiliar de enfermería ofrece un apoyo psicológico esencial a los pacientes que a menudo se enfrentan a situaciones que les provocan ansiedad, dolor o incertidumbre relacionados con su estado de salud. Escuchando atentamente, mostrando amabilidad y empatía, ayudan a los pacientes a expresar sus sentimientos, superar sus miedos y mantener un estado de ánimo positivo.

Esta dimensión humana es especialmente importante en medicina interna, donde las enfermedades crónicas o graves pueden causar una importante angustia emocional. El auxiliar de enfermería acompaña al paciente durante todo el proceso asistencial, creando un entorno tranquilizador y propicio para su recuperación.

Compromiso con la formación continua y el desarrollo profesional

Conscientes de que las prácticas médicas evolucionan constantemente, los auxiliares de cuidados se comprometen a seguir formándose para mantener al día sus conocimientos y competencias. Participar en formaciones especializadas, talleres prácticos y programas de desarrollo profesional contribuye a mejorar la calidad de los cuidados y a responder a las nuevas exigencias del servicio.

En medicina interna, la formación continua es esencial para dominar las nuevas tecnologías, comprender los avances

17

terapéuticos y adaptarse a protocolos innovadores. Como resultado, los auxiliares de enfermería están más capacitados para proporcionar unos cuidados seguros y adecuados, al tiempo que mejoran su papel dentro del equipo sanitario.

Gestión de situaciones complejas y emergencias

El departamento de Medicina Interna se enfrenta a menudo a situaciones inesperadas o urgencias médicas. El auxiliar de enfermería debe ser capaz de reaccionar con rapidez, aplicando los procedimientos adecuados y alertando al equipo médico. Su conocimiento de los protocolos de emergencia y su capacidad para mantener la calma y actuar con eficacia son cruciales para la seguridad del paciente.

También participa activamente en la gestión de situaciones complejas, como pacientes con múltiples comorbilidades o trastornos cognitivos. Su adaptabilidad y flexibilidad le permiten ofrecer una atención personalizada a pesar de los retos inherentes a estas situaciones.

Respeto de la ética profesional y de la deontología

Los asistentes sanitarios ejercen su profesión respetando estrictamente los principios éticos y deontológicos. Velan por la confidencialidad de la información médica, el respeto de los derechos del paciente y la preservación de su dignidad e intimidad. En medicina interna, donde los pacientes pueden ser especialmente vulnerables, esta vigilancia ética es fundamental.

También presta atención a las cuestiones del consentimiento informado, asegurándose de que los pacientes entienden la atención que se les presta y respetando sus decisiones y deseos. Este enfoque fomenta la confianza entre el paciente y el equipo asistencial, promoviendo una atención respetuosa y humana.

Un agente clave en el fomento de la calidad asistencial

A través de su compromiso diario, los auxiliares de enfermería contribuyen activamente a la mejora continua de la calidad de la asistencia en Medicina Interna. Participan en las iniciativas de calidad, las auditorías internas y la evaluación de las prácticas profesionales. Sus comentarios y sugerencias pueden dar lugar a mejoras en los protocolos y procedimientos asistenciales del departamento.

En colaboración con el equipo, apoyan la ejecución de proyectos innovadores concebidos para optimizar la atención al paciente, mejorar su comodidad y reducir los riesgos asociados a los cuidados.

- Patologías comunes en medicina interna

La Medicina Interna es una especialidad amplia y compleja, que abarca multitud de patologías que afectan a diversos sistemas corporales. Se dirige principalmente a adultos con afecciones médicas no quirúrgicas que a menudo son polimorfas y están interconectadas. Para los auxiliares sanitarios, comprender estas patologías es esencial para adaptar sus cuidados, realizar un seguimiento eficaz de los pacientes y colaborar estrechamente con el equipo sanitario.

Enfermedades cardiovasculares

Los trastornos cardiovasculares son frecuentes en medicina interna. Entre ellos se encuentra la insuficiencia cardiaca, caracterizada por la incapacidad del corazón para proporcionar un flujo sanguíneo suficiente, que requiere una vigilancia rigurosa de los signos clínicos como edema de los miembros inferiores, disnea, fatiga y ortopnea. El auxiliar de enfermería debe estar atento a las variaciones de peso, signo de retención hidrosódica, y garantizar la restricción hídrica si está prescrita.

La hipertensión, que suele ser asintomática, puede provocar complicaciones graves como ictus o infarto de miocardio. Es esencial medir periódicamente la tensión arterial y observar síntomas como dolores de cabeza, mareos o problemas visuales.

Enfermedades metabólicas y endocrinas

La diabetes mellitus, en particular la de tipo 2, es una patología frecuente que requiere una atención especial. Los cuidadores deben dominar la técnica de la glucemia capilar y reconocer los signos de hipoglucemia (sudoración, temblores, confusión) e hiperglucemia (sed intensa, poliuria, fatiga). También deben ayudar a educar a los pacientes sobre una alimentación sana y la importancia de cumplir el tratamiento.

Los trastornos tiroideos, como el hipotiroidismo y el hipertiroidismo, presentan cuadros clínicos muy variados. Los cuidadores deben estar atentos a signos como bradicardia, escalofríos y aumento de peso en el hipotiroidismo, o taquicardia, pérdida de peso y excitabilidad en el hipertiroidismo.

Enfermedades infecciosas

Las infecciones son el núcleo de la medicina interna, ya sean adquiridas en la comunidad o nosocomiales. La neumonía infecciosa, por ejemplo, requiere la vigilancia de la frecuencia respiratoria, la saturación de oxígeno, la temperatura corporal y la aparición de esputo. Los asistentes sanitarios deben aplicar rigurosamente medidas de higiene para evitar la transmisión cruzada, en particular el lavado de manos y el uso de equipos de protección individual.

La sepsis y las infecciones oportunistas en pacientes inmunodeprimidos (como los infectados por el VIH o los que reciben inmunosupresores) requieren una vigilancia especial. Los signos de infección pueden ser sutiles, y los cuidadores deben estar atentos a cualquier cambio en el estado general, como fiebre inexplicable, escalofríos o alteraciones de la conciencia.

Enfermedades respiratorias

La enfermedad pulmonar obstructiva crónica (EPOC), incluida la bronquitis crónica y el enfisema, es frecuente. El auxiliar de enfermería debe vigilar los signos de dificultad respiratoria, el uso de los músculos respiratorios accesorios, la cianosis y la capacidad del paciente para expectorar eficazmente. Ayudan a instaurar la oxigenoterapia respetando los caudales prescritos y vigilan el riesgo de hipercapnia en los pacientes de riesgo.

El asma, aunque a menudo se trata de forma ambulatoria, puede requerir hospitalización en caso de exacerbaciones graves. Los auxiliares sanitarios deben ser capaces de reconocer los signos de una crisis asmática aguda y prestar asistencia rápida al equipo médico.

Enfermedades reumatológicas y autoinmunes

Enfermedades como la artritis reumatoide, el lupus eritematoso sistémico y la esclerodermia son complejas y afectan a varios sistemas. Los pacientes pueden tener dolor articular o lesiones cutáneas, renales o pulmonares. Los cuidadores deben evaluar el dolor, ayudar en la movilización para evitar la anquilosis y vigilar los signos de daño sistémico.

Los tratamientos inmunosupresores utilizados en estas enfermedades aumentan el riesgo de infección, por lo que requieren una estrecha vigilancia y estrictas medidas preventivas.

Enfermedades hematológicas

La anemia, la leucemia y los trastornos de la coagulación se tratan habitualmente en medicina interna. El personal de enfermería debe estar atento a los signos de anemia (palidez, fatiga, taquicardia), a los signos hemorrágicos (petequias, equimosis, hemorragias de las mucosas) y a los signos de infección en los pacientes neutropénicos.

La manipulación de productos sanguíneos lábiles durante las transfusiones requiere el conocimiento de los protocolos de compatibilidad sanguínea, los procedimientos de verificación y la supervisión de las reacciones transfusionales.

Enfermedades gastrointestinales y hepáticas

Son frecuentes las hepatitis víricas, la cirrosis hepática y las enfermedades inflamatorias intestinales crónicas, como la enfermedad de Crohn o la rectocolitis hemorrágica. Los cuidadores deben estar atentos a los signos de hemorragia digestiva, ictericia, ascitis y deterioro del estado nutricional.

La gestión nutricional es a menudo un elemento clave, que requiere la colaboración con el dietista. El auxiliar de enfermería participa en el control de la ingesta de alimentos, ayuda en la alimentación si es necesario y mide las entradas y salidas para evaluar el equilibrio de líquidos.

Enfermedades renales

La insuficiencia renal aguda o crónica requiere una vigilancia estricta de la diuresis, la tensión arterial, el peso y los signos de edema. Los cuidadores deben estar familiarizados con los principios de la restricción de agua y sodio, y comprender la importancia de vigilar los electrolitos, en particular el potasio, cuyas variaciones pueden tener graves consecuencias cardiacas.

En el caso de los pacientes en diálisis, los auxiliares asistenciales deben estar familiarizados con los cuidados específicos asociados a los accesos vasculares, como las fístulas arteriovenosas, y vigilar la aparición de signos de infección o mal funcionamiento.

Enfermedades neurológicas

Aunque determinadas enfermedades neurológicas son competencia de la neurología especializada, la Medicina Interna se encarga de patologías como los accidentes cerebrovasculares (ACV), las encefalopatías metabólicas y las neuropatías periféricas. El auxiliar asistencial debe vigilar el estado de conciencia y las funciones motoras y sensitivas del paciente, y ayudar a prevenir las complicaciones asociadas a la inmovilidad, como las escaras o la trombosis venosa profunda.

Comunicarse con pacientes con afasia o deterioro cognitivo requiere habilidades especiales en cuanto a paciencia, comprensión y adaptación de los métodos de comunicación.

Enfermedades oncológicas

La medicina interna interviene a menudo en el cuidado de pacientes con cánceres hematológicos o tumores sólidos en fase sistémica. Los tratamientos como la quimioterapia tienen importantes efectos secundarios que el auxiliar de enfermería debe conocer: náuseas, vómitos, mucositis y aplasia de médula ósea. La vigilancia de los parámetros vitales, la prevención de las infecciones y el apoyo nutricional son esenciales.

Trastornos psiquiátricos asociados

Los pacientes de medicina interna pueden presentar trastornos psiquiátricos concomitantes, como depresión, ansiedad o estados confusionales. Los cuidadores deben ser capaces de reconocer estos signos, adoptar una actitud tranquilizadora e informar al equipo médico de cualquier cambio de comportamiento.

Polipatología y geriatría

Los pacientes ancianos representan una gran proporción de los ingresos hospitalarios en medicina interna, a menudo con polipatologías complejas. Los cuidadores deben estar alerta ante el riesgo de caídas, desnutrición, deshidratación y trastornos cognitivos como el delirio. La atención integral requiere un enfoque multidisciplinar, con cuidados adaptados a las capacidades del paciente.

- Un enfoque holístico del paciente

En el contexto de la medicina interna, un enfoque holístico del paciente es de suma importancia. Implica considerar al individuo como un todo, teniendo en cuenta no sólo sus síntomas físicos, sino también sus dimensiones psicológica, social, cultural y espiritual. Esta visión integradora reconoce que todos los aspectos de la vida de un paciente pueden influir en su estado de salud y en su proceso de curación. Para los cuidadores, adoptar un enfoque holístico significa proporcionar una atención personalizada que responda a las necesidades complejas y únicas de cada paciente.

Comprender al paciente en su totalidad

El enfoque holístico comienza con un conocimiento profundo del paciente como ser humano en su totalidad. Esto significa conocer su historia personal, su historial médico, sus condiciones de vida, sus creencias, sus valores y sus relaciones sociales. Por ejemplo, un paciente que padece una enfermedad crónica como la diabetes también puede experimentar ansiedad relacionada con su enfermedad, dificultades económicas para acceder a la asistencia o falta de apoyo familiar. Los cuidadores deben ser conscientes de estos factores para adaptar sus cuidados adecuadamente.

La importancia de la comunicación empática

La comunicación abierta y empática es esencial para establecer una relación de confianza con el paciente. El cuidador debe practicar la escucha activa, prestando atención a las preocupaciones verbales y no verbales del paciente. Esto significa prestar atención a su lenguaje corporal, tono de voz y expresiones faciales. Una comunicación eficaz ayuda a comprender mejor las necesidades del paciente, a reducir su ansiedad y a implicarle activamente en su propio proceso asistencial.

Tener en cuenta las dimensiones psicológicas

Las emociones y el estado mental del paciente desempeñan un papel crucial en su recuperación. El estrés, la depresión y la ansiedad pueden debilitar el sistema inmunitario y empeorar los síntomas físicos. Los cuidadores deben ser capaces de reconocer los signos de angustia emocional y proporcionar el apoyo adecuado. Esto puede incluir palabras tranquilizadoras, proporcionar un entorno tranquilo y seguro o coordinarse con profesionales especializados, como psicólogos.

Consideraciones sociales y culturales

Los factores sociales, como el apoyo familiar, las amistades y las condiciones de vida, también influyen en la salud del paciente. Del mismo modo, las creencias culturales y religiosas pueden afectar a la percepción de la enfermedad y al modo en que los pacientes reaccionan al tratamiento. Los cuidadores deben respetar estos aspectos y adaptar sus cuidados en consecuencia. Por ejemplo, puede ser necesario tener en cuenta las preferencias alimentarias culturales a la hora de planificar las comidas, o respetar determinadas prácticas religiosas.

Fomentar la autonomía del paciente

Animar a los pacientes a participar activamente en sus cuidados es un componente clave del enfoque holístico. El cuidador debe proporcionar información clara y comprensible sobre la enfermedad y los tratamientos, que permita al paciente tomar decisiones con conocimiento de causa. Al fomentar la autonomía, se refuerza la confianza del paciente en sí mismo y se mejora la adherencia al tratamiento. Esto puede significar aprender técnicas de autocuidado o participar en la elaboración del plan de cuidados.

Colaboración interprofesional

El enfoque holístico requiere una estrecha colaboración entre todos los miembros del equipo asistencial. El auxiliar de enfermería desempeña un papel central, coordinando sus acciones con las de los enfermeros, médicos, fisioterapeutas, dietistas y trabajadores sociales. Esta sinergia garantiza que se cubran todos los aspectos de las necesidades del paciente. Por ejemplo, si un paciente tiene dificultades para moverse, el auxiliar de enfermería puede colaborar con el fisioterapeuta para preparar ejercicios adecuados.

Gestión del dolor y el confort

El dolor es una experiencia subjetiva que afecta al bienestar físico y mental del paciente. Los cuidadores deben evaluar periódicamente el nivel de dolor utilizando escalas adecuadas e informar al equipo médico de cualquier aumento. Además, pueden aplicar métodos no farmacológicos para aliviar el dolor, como el reposicionamiento, el masaje o la relajación. Garantizar la comodidad del paciente también incluye cuidar la higiene, mantener limpio el entorno y prevenir las escaras.

Apoyo emocional y espiritual

El apoyo emocional es esencial, especialmente para los pacientes que se enfrentan a enfermedades graves o crónicas. El cuidador debe mostrar empatía, ofrecer una presencia reconfortante y estar disponible para escuchar las preocupaciones del paciente. Algunos pacientes también pueden tener necesidades espirituales, ya sean religiosas o relacionadas con cuestiones existenciales. Respetar estas necesidades puede implicar facilitar el acceso a un capellán o crear un espacio para la meditación o la oración.

Prevención y educación sanitaria

El enfoque holístico incluye la promoción de la salud y la prevención de enfermedades. El auxiliar asistencial puede desempeñar una función educativa informando al paciente sobre medidas preventivas, hábitos de vida saludables y la gestión de su enfermedad. Por ejemplo, puede explicar la importancia de una dieta equilibrada, el ejercicio regular o el cumplimiento de la medicación. La educación sanitaria capacita a los pacientes y contribuye a mejorar los resultados a largo plazo.

Adaptación al cambio y la transición

Los pacientes de medicina interna pueden sufrir transiciones importantes, como el traslado del hospital al domicilio o la adaptación a una nueva realidad de vida con una enfermedad crónica. El auxiliar asistencial debe apoyar al paciente durante estas fases, facilitando la planificación del alta, coordinando los servicios a domicilio o derivando a los pacientes a los recursos comunitarios. Esta continuidad asistencial es esencial para mantener el bienestar del paciente tras la hospitalización.

Respeto de la ética y la confidencialidad

El enfoque holístico respeta los principios éticos de la profesión. Los cuidadores deben garantizar la confidencialidad de la información de los pacientes, obtener su consentimiento informado para la atención y respetar sus decisiones, incluso cuando opten por rechazar el tratamiento. Es fundamental tratar a los pacientes con dignidad y respeto, independientemente de su estilo de vida, cultura o estado de salud.

Desarrollo profesional continuo

Para ofrecer una atención holística de alta calidad, los auxiliares asistenciales deben participar en una formación continua. Esto incluye la actualización de conocimientos médicos, la mejora de las habilidades de comunicación y la concienciación sobre diferentes culturas y prácticas. El desarrollo profesional permite a los asistentes sanitarios adaptarse a la evolución de la medicina y a las necesidades cambiantes de los pacientes.

Capítulo 2

Las competencias esenciales del auxiliar de cuidados

- Dominio de los conocimientos médicos básicos

En el exigente campo de la medicina interna, el dominio de los conocimientos médicos básicos es un pilar fundamental para el auxiliar de enfermería. Esta habilidad es más que una mera acumulación de conocimientos teóricos; es la base sobre la que se construyen unos cuidados eficaces, la seguridad del paciente y una colaboración armoniosa con el equipo multidisciplinar. La comprensión de los principios esenciales de la anatomía, la fisiología, las patologías comunes y los tratamientos permite al auxiliar de enfermería actuar con discernimiento y capacidad de respuesta en un entorno clínico a menudo complejo.

La importancia de comprender la anatomía y la fisiología

Un buen conocimiento de la anatomía y la fisiología humanas es esencial para comprender el funcionamiento normal del cuerpo y reconocer los signos de disfunción. Esto incluye la comprensión de los sistemas cardiovascular, respiratorio, digestivo, nervioso, endocrino, urinario y musculoesquelético. Por ejemplo, saber cómo bombea sangre el corazón y cómo intercambian gases los pulmones ayuda al cuidador a interpretar las constantes vitales y detectar anomalías como taquicardia, hipertensión o disnea.

Este profundo conocimiento también permite anticiparse a las necesidades de los pacientes. Un paciente con insuficiencia renal requiere especial atención al equilibrio hídrico y electrolítico. El conocimiento de las funciones renales ayuda al cuidador a controlar la diuresis, reconocer los signos de edema o hiperpotasemia y seguir recomendaciones dietéticas específicas.

Conocimiento de patologías comunes en medicina interna

La medicina interna abarca una amplia gama de enfermedades complejas. La familiaridad con las patologías comunes permite a los asistentes sanitarios comprender los problemas que plantea su tratamiento y adaptar sus intervenciones en consecuencia. Por ejemplo, entender los mecanismos de la diabetes mellitus ayuda a comprender la importancia de controlar los niveles de azúcar en sangre, gestionar las dietas y reconocer los signos de hipoglucemia o hiperglucemia.

Del mismo modo, conocer las características de la insuficiencia cardiaca, como la reducción del gasto cardiaco y la retención de líquidos, permite al cuidador vigilar el peso diario del paciente, evaluar el edema de las extremidades inferiores e informar de cualquier dificultad respiratoria anormal. Esta vigilancia ayuda a prevenir la descompensación aguda y a optimizar el tratamiento.

Comprender los tratamientos y los protocolos de tratamiento

Los pacientes de medicina interna suelen recibir tratamientos complejos, que incluyen diversos medicamentos, infusiones intravenosas, tratamientos inmunosupresores o anticoagulantes. Los cuidadores deben comprender los principios generales de estos tratamientos para garantizar un seguimiento adecuado y prevenir complicaciones.

Por ejemplo, conocer los posibles efectos secundarios de los antibióticos permite vigilar la aparición de reacciones alérgicas, problemas digestivos o sobreinfecciones fúngicas. Del mismo modo, entender cómo actúan los anticoagulantes orales ayuda a estar alerta ante signos de hemorragia, como hematomas espontáneos, sangrado de las encías o hematuria.

El dominio de los protocolos terapéuticos incluye también el conocimiento de los procedimientos que intervienen en la administración de los tratamientos, como la preparación de las infusiones, el cumplimiento de las normas de asepsia en el cuidado de los catéteres venosos centrales y el manejo de las bombas de infusión. Los auxiliares sanitarios deben ser capaces de comprobar los caudales, reconocer las alarmas de los equipos e informar de cualquier anomalía.

Control clínico e interpretación de las constantes vitales

La toma periódica de las constantes vitales es una tarea esencial que requiere no sólo una técnica precisa, sino también la capacidad de interpretarlas. Comprender las implicaciones clínicas de las variaciones de la temperatura, el pulso, la tensión arterial, la frecuencia respiratoria y la saturación de oxígeno permite al asistente sanitario detectar precozmente los signos de deterioro.

Por ejemplo, la taquicardia asociada a hipotensión puede indicar un shock incipiente, que requiere intervención médica inmediata. Una fiebre alta en un paciente neutropénico es una emergencia infecciosa que debe notificarse sin demora. Por lo tanto, los cuidadores deben ser capaces de relacionar esta información con el estado clínico del paciente y actuar en consecuencia.

Conocimiento de las medidas de higiene y prevención de infecciones

La prevención de las infecciones nosocomiales es un reto importante en los hospitales. Es esencial que los asistentes sanitarios tengan sólidos conocimientos de higiene hospitalaria. Esto incluye las técnicas de lavado de manos, el uso adecuado del equipo de protección personal, la gestión de los residuos médicos y el cumplimiento de las precauciones estándar y adicionales.

Comprender cómo se transmiten los agentes infecciosos permite a los asistentes sanitarios aplicar las medidas preventivas adecuadas. Por ejemplo, saber que determinadas bacterias se transmiten por contacto directo obliga a reforzar las medidas de aislamiento de los pacientes portadores. Del mismo modo, el conocimiento de los riesgos asociados a los dispositivos invasivos, como las sondas urinarias o los catéteres venosos, orienta los cuidados para prevenir las infecciones asociadas.

Sensibilización sobre los principios éticos y jurídicos

La práctica de los cuidados de enfermería se rige por principios éticos y obligaciones legales. El conocimiento de los derechos de los pacientes, el respeto de su dignidad e intimidad y la confidencialidad de su información médica son esenciales. Comprender los conceptos de consentimiento informado, secreto profesional y responsabilidad legal protege tanto al paciente como al profesional.

Por ejemplo, los auxiliares asistenciales deben ser conscientes de que no pueden divulgar ninguna información sobre el estado de salud de un paciente sin su consentimiento. También deben conocer los límites de su ámbito de competencia y evitar realizar actos reservados a enfermeros o médicos.

Actualización constante de conocimientos

La medicina es un campo en constante evolución. Surgen nuevas enfermedades, los protocolos asistenciales se actualizan periódicamente y los avances tecnológicos modifican las prácticas. Los auxiliares sanitarios deben realizar una formación continua para mantener al día sus conocimientos y competencias.

Esto puede hacerse asistiendo a cursos de formación interna, seminarios, leyendo publicaciones profesionales o hablando con colegas. Por ejemplo, la aparición de nuevas cepas infecciosas resistentes a los antibióticos obliga a adaptar las medidas de higiene y tratamiento, que los asistentes deben conocer para que sean eficaces.

Integrar los conocimientos en la práctica diaria

El dominio de los conocimientos médicos básicos sólo es plenamente eficaz si se integra en la práctica diaria. Los auxiliares sanitarios deben ser capaces de utilizar sus conocimientos de forma proactiva, anticipándose a las necesidades de los pacientes, adaptando sus cuidados y participando activamente en la atención global.

Por ejemplo, al conocer los riesgos de trombosis en un paciente encamado, el asistente sanitario puede fomentar la movilización precoz, aplicar medias de compresión si están prescritas y estar atento a los signos de dolor o hinchazón en las extremidades inferiores. Esta aplicación práctica de los conocimientos mejora la calidad de la asistencia y la seguridad del paciente.

Colaboración con el equipo asistencial gracias a los conocimientos compartidos

Una buena comprensión de los conceptos médicos facilita la comunicación con otros miembros del equipo asistencial. Los cuidadores pueden utilizar un lenguaje técnico adecuado para comunicar sus observaciones, comprender las directrices médicas y participar en debates clínicos.

Por ejemplo, informar de que un paciente tiene una diuresis reducida asociada a un edema periférico y a la hipertensión arterial permite al equipo médico reaccionar rápidamente para ajustar el tratamiento. Esta colaboración eficaz se basa en una base de conocimientos médicos compartidos.

- Técnicas de cuidados específicos en medicina interna

La medicina interna es una especialidad rica en diversidad patológica, que requiere técnicas de atención específicas adaptadas a las complejas necesidades de los pacientes. El auxiliar de enfermería desempeña un papel crucial, aplicando habilidades técnicas específicas para contribuir a la gestión global eficaz de los pacientes. Este capítulo explora las principales técnicas de cuidados específicos en Medicina Interna, destacando la importancia de la precisión, el rigor y la adaptación a las diferentes situaciones clínicas.

Administración y control de fármacos

La administración de medicamentos es un componente esencial de la asistencia en medicina interna. Aunque el acto de dispensar la medicación suele reservarse a la enfermera, el auxiliar de enfermería desempeña un papel activo en la preparación del paciente y la supervisión posterior a la administración.

- **Preparación del paciente:** El asistente sanitario se asegura de que el paciente está preparado para tomar la medicación, comprobando su identidad, asegurándose de que se encuentra cómodo y explicándole el procedimiento si es necesario. Por ejemplo, para un paciente que necesita una infusión intravenosa, el asistente sanitario prepara el equipo, garantiza la higiene del lugar de inserción y ayuda al paciente durante el procedimiento.

- **Control posterior a la administración:** Después de tomar la medicación, el auxiliar de enfermería observa al paciente para detectar cualquier efecto indeseable. Controlan las constantes vitales, observan las reacciones cutáneas, evalúan el dolor e informan inmediatamente de cualquier anomalía a la enfermera o al médico.

- **Gestión de dispositivos de administración:** El auxiliar de enfermería es responsable del mantenimiento y correcto funcionamiento de dispositivos como bombas de infusión, catéteres venosos periféricos y sondas gástricas. Garantizan que las vías estén patentes, cambian los tubos de acuerdo con los protocolos y previenen las infecciones cumpliendo las normas de asepsia.

Técnicas de seguimiento clínico en profundidad

El seguimiento clínico es el núcleo de la función del auxiliar de enfermería en medicina interna. Requiere una atención constante y un conocimiento preciso de las técnicas de evaluación.

- **Medición de parámetros vitales avanzados:** además de tomar la temperatura, el pulso y la tensión arterial, el auxiliar de enfermería puede tener que medir la saturación de oxígeno con un saturómetro, evaluar la frecuencia respiratoria y realizar pruebas de glucemia capilar en pacientes diabéticos.

- **Evaluación del dolor:** Utilizando escalas adecuadas (como la escala numérica o la escala analógica visual), el

35

auxiliar de enfermería cuantifica el dolor del paciente, lo que es esencial para ajustar los tratamientos analgésicos y mejorar el confort.

- **Observación de signos clínicos:** Los auxiliares sanitarios están formados para reconocer signos de deterioro como cianosis, edema, palidez, cambios de consciencia o anomalías en la orina y las heces. Estas observaciones son cruciales para una intervención rápida.

Cuidados específicos de las patologías crónicas

Los pacientes con enfermedades crónicas necesitan una atención personalizada para controlar su estado y prevenir complicaciones.

- **Diabetes:** El auxiliar de enfermería participa en el control de los niveles de azúcar en sangre y colabora en la educación terapéutica explicando la importancia de una dieta equilibrada, la actividad física y el cumplimiento del tratamiento. También vigilan los pies del paciente para detectar lesiones ulcerosas.

- **Insuficiencia cardíaca:** Es esencial vigilar diariamente el peso, la diuresis, los signos de edema y la disnea. El auxiliar de enfermería anima al paciente a adoptar medidas higiénico-dietéticas, como limitar la ingesta de sal.

- **Enfermedades respiratorias crónicas:** para los pacientes con EPOC o asma, el auxiliar de enfermería garantiza la correcta aplicación de los dispositivos de inhalación, fomenta los ejercicios respiratorios y vigila los signos de dificultad respiratoria.

Técnicas de higiene y prevención de infecciones

La prevención de infecciones es una prioridad en medicina interna, sobre todo en pacientes inmunodeprimidos.

- **Asepsia rigurosa:** Al prestar cuidados, los auxiliares aplican técnicas de asepsia, utilizan material estéril y siguen protocolos para vendajes, catéteres y drenajes.

- **Higiene de las manos:** Lavarse las manos es la medida más eficaz para prevenir la transmisión de agentes infecciosos. Los asistentes sanitarios siguen las cinco directrices de la OMS para la higiene de las manos.

- **Precauciones estándar y adicionales:** Siguen las precauciones estándar para todos los pacientes y aplican precauciones adicionales (contacto, gotas, aire) en función de la patología, utilizando el equipo de protección individual adecuado.

Movilización y prevención de las complicaciones relacionadas con la inmovilidad

La inmovilidad prolongada puede provocar complicaciones graves, como escaras, trombosis venosa profunda y desgaste muscular.

- **Movilización precoz:** El cuidador anima y ayuda al paciente a movilizarse lo antes posible, en colaboración con el fisioterapeuta. Esto puede incluir ejercicios sencillos en la cama, ayuda para levantarse y caminar.

- **Prevención de las úlceras por presión:** cambios regulares de posición, uso de soportes adecuados (colchones antiescaras, cojines) y vigilancia de la integridad de la piel, especialmente en los puntos de presión.

- **Estimulación muscular:** el cuidador puede guiar al paciente mediante ejercicios activos o pasivos para mantener el tono muscular y evitar la atrofia.

Gestión de cuidados paliativos y apoyo al final de la vida

En medicina interna, el auxiliar de enfermería se enfrenta a menudo a pacientes en fase paliativa o al final de la vida.

- **Alivio de los síntomas:** Participa en la aplicación de medidas para aliviar el dolor, la disnea, la ansiedad y otros síntomas molestos, de conformidad con los protocolos establecidos.

- **Apoyo emocional:** El auxiliar de cuidados proporciona una presencia reconfortante, escucha las preocupaciones del paciente y su familia y fomenta un ambiente tranquilo.

- **Respetar los deseos del paciente: En** colaboración con el equipo asistencial, velan por que se respeten los deseos del paciente en cuanto a sus cuidados, comodidad y dignidad.

Técnicas de comunicación terapéutica

La comunicación es una herramienta esencial para el cuidador, tanto para recabar información como para tranquilizar.

- **Escucha activa:** Al prestar toda su atención al paciente, el auxiliar de cuidados comprende mejor sus necesidades y preocupaciones, lo que permite adaptar los cuidados a cada persona.

- **Lenguaje adecuado:** utilizar un lenguaje claro, evitar la jerga médica y asegurarse de que el paciente entiende la información facilitada es crucial para una comunicación eficaz.

- **Comunicación no verbal: los** gestos, el contacto visual, las expresiones faciales y el tono de voz son formas de establecer una relación de confianza con el paciente.

Uso de tecnologías médicas

Los avances tecnológicos han introducido nuevas herramientas en la práctica cotidiana.

- **Monitores de constantes vitales:** El asistente sanitario debe ser competente en el uso de monitores multiparamétricos, comprender las alarmas e interpretar los datos para la monitorización continua.

- **Bombas de infusión y jeringuillas eléctricas:** supervisión del equipo, comprobación de los ajustes, cambio de consumibles y notificación de cualquier avería.

- **Herramientas digitales:** la introducción de datos en los historiales informatizados de los pacientes requiere un dominio de los programas informáticos sanitarios, que garantizan la trazabilidad y confidencialidad de la información.

Técnicas específicas en función de la situación clínica

- **Cuidado de pacientes infecciosos:** El auxiliar de enfermería sigue los protocolos de aislamiento, gestiona los residuos infecciosos y garantiza que la propagación de patógenos sea limitada.

- **Tratamiento del dolor agudo:** se utilizan técnicas no farmacológicas como la relajación, la distracción y el reposicionamiento para aliviar el dolor.

- **Gestión de los trastornos de la deglución:** para los pacientes con disfagia, el auxiliar de enfermería adapta la textura de los alimentos, supervisa la alimentación y previene el riesgo de falsas degluciones.

Formación y adaptación de técnicas

Las técnicas asistenciales evolucionan con los avances médicos y las necesidades específicas de los pacientes.

- **Formación continua:** los asistentes sanitarios asisten periódicamente a cursos de formación para mantenerse al día de las nuevas prácticas y protocolos.

- **Adaptabilidad:** Ante situaciones nuevas o patologías poco frecuentes, muestran flexibilidad, buscan información en el equipo y adaptan sus técnicas en consecuencia.

- **Compartir conocimientos:** Al trabajar con sus colegas, el auxiliar de enfermería contribuye a mejorar las prácticas y a armonizar los cuidados dentro del departamento.

- Comunicación eficaz con el equipo multidisciplinar

En el complejo mundo de la medicina interna, la comunicación eficaz dentro del equipo multidisciplinar es un componente esencial de la atención de calidad al paciente. El auxiliar de enfermería ocupa una posición central en este sistema, siendo a menudo el enlace directo entre el paciente y los demás profesionales sanitarios. Su papel va más allá de la mera realización de tareas: desempeña un papel activo en la coordinación de los cuidados, la transmisión de información y el fomento de la colaboración interprofesional.

El papel fundamental del asistente

El auxiliar de enfermería está en contacto permanente con el paciente, lo que le permite observar cambios sutiles en su estado de salud, sus necesidades y sus reacciones al tratamiento. Estas observaciones son cruciales y deben comunicarse de forma precisa y oportuna al equipo asistencial. Por ejemplo, la detección de un aumento del dolor, la aparición de un nuevo signo clínico o un cambio en el estado de ánimo del paciente pueden influir en las decisiones terapéuticas.

Como miembro del equipo multidisciplinar, el auxiliar de enfermería colabora con enfermeros, médicos, fisioterapeutas, dietistas, psicólogos y trabajadores sociales. Esta colaboración se basa en una comunicación fluida, respetuosa y profesional, que promueve una atención integral y coherente al paciente.

Los principios de una comunicación eficaz

1. **Claridad y precisión**: la información debe ser clara, concisa y sin ambigüedades. Es importante informar de los hechos objetivamente, evitando interpretaciones personales infundadas. Por ejemplo, en lugar de decir "el paciente no se encuentra bien", es mejor decir "el paciente tiene una temperatura de 38,5 °C, una frecuencia cardiaca de 100 lpm y se queja de dolor abdominal".

2. **Pertinencia**: Es esencial transmitir información que sea pertinente para la atención del paciente. Esto significa discernir lo que es importante de lo que no lo es tanto, para no abrumar al equipo con detalles superfluos.

3. **Momento oportuno**: La comunicación debe ser oportuna. La información urgente o crítica debe transmitirse inmediatamente, mientras que las observaciones rutinarias pueden compartirse durante las comunicaciones o las reuniones de equipo.

4. **Respeto y cortesía**: La comunicación respetuosa fomenta un clima de confianza y colaboración. Es importante tener en cuenta los puntos de vista de los demás profesionales, escuchar con atención y expresarse con cortesía.

Herramientas de comunicación

- **Transmisiones orales**: son momentos clave al principio y al final del servicio, en los que se comparte información esencial sobre los pacientes. Los auxiliares sanitarios deben participar activamente en ellas, preparando de antemano los puntos importantes que se van a tratar.

- **El expediente del paciente**: se trata de una herramienta esencial para el seguimiento de la asistencia y debe cumplimentarse meticulosamente. Las notas deben ser legibles, estar fechadas y firmadas, y debe respetarse la confidencialidad de la información.

- **Reuniones multidisciplinares**: Permiten debatir casos complejos, elaborar planes de cuidados personalizados y compartir conocimientos. El auxiliar de enfermería contribuye compartiendo observaciones y haciendo sugerencias.

- **Medios digitales**: el uso de tecnologías de la información, como los programas informáticos de gestión de cuidados, facilita la comunicación y el intercambio de datos en tiempo real. Los auxiliares sanitarios deben sentirse cómodos utilizando estas herramientas para acceder a la información pertinente y actualizarla.

Comunicación interpersonal

- **Escucha activa**: consiste en prestar toda la atención al interlocutor, mostrar interés por lo que dice, hacer preguntas para aclarar y reformular para comprobar que se ha entendido.

- **Empatía**: Comprender las emociones y perspectivas de los compañeros fomenta una comunicación más profunda y una mejor colaboración. Esto refuerza los lazos dentro del equipo y crea un entorno de trabajo armonioso.

- **Asertividad**: Expresarse honesta y directamente, respetando a los demás, es crucial para evitar malentendidos y frustraciones. Los cuidadores deben sentirse cómodos compartiendo sus opiniones, haciendo preguntas o expresando sus preocupaciones.

Gestión de las barreras de comunicación

Hay una serie de obstáculos a la comunicación eficaz:

- **Diferencias terminológicas**: los profesionales utilizan a veces términos técnicos propios de su disciplina. Es importante aclarar los términos desconocidos y utilizar un lenguaje accesible siempre que sea posible.

- **Conflictos interpersonales**: Pueden surgir tensiones dentro del equipo. Es esencial afrontarlas de forma constructiva, dando prioridad al diálogo y a la búsqueda de soluciones conjuntas.

- **Carga de trabajo**: el estrés y la fatiga pueden afectar a la calidad de la comunicación. Hacer pausas periódicas y gestionar el tiempo eficazmente ayuda a mantener un nivel óptimo de comunicación.

La importancia de la comunicación no verbal

La comunicación es algo más que palabras. Las expresiones faciales, el lenguaje corporal, el tono de voz y el contacto visual desempeñan un papel fundamental en la transmisión de mensajes. Los cuidadores deben ser conscientes de su propia comunicación no verbal y estar atentos a la de los demás, ya que puede revelar sentimientos que no se expresan verbalmente.

Trabajar con familias y seres queridos

La familia y los amigos íntimos del paciente son a menudo parte integrante del entorno asistencial del paciente. Los cuidadores deben comunicarse con ellos de forma respetuosa, respetando el secreto profesional e informándoles dentro de los límites de su competencia. Una buena comunicación con las familias contribuye a su confianza en el equipo asistencial y al bienestar del paciente.

Comunicación en situaciones de emergencia

En una emergencia médica, la comunicación debe ser rápida, clara y eficaz. El celador debe :

- **Informe inmediatamente de la situación**: utilice los códigos de emergencia si es necesario, informe a sus colegas con carácter prioritario.

- **Facilite información precisa**: indique la identidad del paciente, los signos observados y las medidas ya adoptadas.

- **Coordinar las acciones**: Trabajar con el equipo para garantizar una respuesta adecuada, siguiendo los protocolos establecidos.

Formación continua en comunicación

El desarrollo de las capacidades de comunicación es un proceso continuo. Los asistentes sanitarios pueden participar en cursos de formación específicos, talleres de simulación o sesiones informativas para mejorar su práctica. El feedback y la autoevaluación también son herramientas valiosas para progresar.

Los beneficios de una comunicación eficaz

- **Para el paciente**: mejor coordinación asistencial, atención personalizada, menor riesgo de errores y mayor satisfacción.

- **Para el equipo**: mayor cohesión, mayor eficacia, menos estrés y menos conflictos.

- **Para el auxiliar de cuidados**: Una mayor valoración de su papel, un sentimiento de realización profesional y una oportunidad de desarrollo personal.

- Gestión de herramientas y equipos médicos

En el servicio de Medicina Interna, la gestión de los instrumentos y equipos médicos es una parte esencial del trabajo del auxiliar de enfermería. Un uso adecuado, un mantenimiento riguroso y un conocimiento profundo de los dispositivos médicos contribuyen no sólo a la calidad de los cuidados prestados, sino también a la seguridad de los pacientes y del personal de enfermería. Este capítulo explora los distintos aspectos de la gestión de los equipos médicos, destacando las responsabilidades del auxiliar de enfermería en este ámbito.

La importancia de controlar los equipos médicos

Los equipos médicos son una herramienta esencial para diagnosticar, tratar y controlar a los pacientes. Abarca una amplia gama de equipos, desde aparatos para medir las constantes vitales hasta equipos de movilidad, sistemas de infusión y dispositivos de asistencia respiratoria. Al dominar estos equipos, el asistente sanitario es capaz de :

- **Garantizar una asistencia eficaz y precisa**: el uso correcto garantiza que los pacientes reciban la asistencia adecuada en el momento oportuno.

45

- **Prevención de errores relacionados con un uso incorrecto**: el conocimiento del equipo reduce el riesgo de errores potencialmente peligrosos.
- **Garantizar la seguridad del paciente**: La correcta gestión de los equipos minimiza el riesgo de incidentes o accidentes.
- **Optimización de recursos**: el uso eficiente de los equipos contribuye a la gestión de costes y a la durabilidad de los equipos.

Conocimiento y formación sobre equipos

Es indispensable un conocimiento profundo del material utilizado en el servicio. Los auxiliares sanitarios deben estar formados en..:

- **Funcionamiento de cada equipo**: Comprender los principios básicos, los modos de funcionamiento, los ajustes posibles y las indicaciones para las que se utiliza el equipo.

- **Procedimientos operativos**: saber poner en marcha, ajustar, limpiar y apagar los equipos de acuerdo con los protocolos establecidos.

- **Medidas de seguridad**: conocer las precauciones que deben tomarse para evitar los riesgos eléctricos, mecánicos o infecciosos asociados a la utilización de los equipos.

- **Reconocer las averías**: Ser capaz de identificar los signos de avería o anomalía del equipo y saber qué medidas tomar en caso de problema.

La formación puede ser impartida por personal experimentado, ingenieros biomédicos o mediante sesiones de formación organizadas por el establecimiento. Es importante mantenerse al día de las nuevas tecnologías y de las actualizaciones de los equipos existentes.

Principales instalaciones y su gestión

1. Monitores de constantes vitales

Los monitores permiten controlar continuamente parámetros vitales como la frecuencia cardiaca, la tensión arterial, la saturación de oxígeno y la frecuencia respiratoria.

- ○ **Utilización correcta**: Compruebe que los sensores están correctamente colocados, que los cables están en buen estado y que las alarmas están correctamente ajustadas.
- ○ **Supervisión**: prestar atención a las variaciones de los parámetros y las alarmas, y saber interpretar los datos que se muestran.
- ○ **Mantenimiento**: Limpie los sensores después de cada uso y comunique cualquier avería al servicio técnico.

2. Bombas de infusión y jeringas eléctricas

Estos dispositivos garantizan la administración precisa de fármacos y líquidos por vía intravenosa.

- ○ **Programación**: Asegúrese de que la dosis, el caudal y el volumen a infundir están correctamente programados de acuerdo con la prescripción médica.
- ○ **Controles**: Compruebe periódicamente que la bomba funciona correctamente y vigile el lugar de inyección para detectar signos de infiltración o flebitis.
- ○ **Seguridad**: Siga los protocolos para evitar errores de infusión, como sobredosis o interrupciones inesperadas.

3. Oxigenoterapia

La administración de oxígeno puede ser vital para los pacientes que sufren insuficiencia respiratoria.

- ○ **Instalación**: Saber instalar correctamente cánulas nasales, máscaras de oxígeno o sistemas de alto flujo.
- ○ **Ajustes**: Ajuste el caudalímetro según la prescripción, compruebe regularmente el nivel de oxígeno en las botellas o el correcto funcionamiento del sistema centralizado.
- ○ **Monitorización**: Observar al paciente para detectar signos de hipoxia o hiperoxia, monitorizar la hidratación de la mucosa nasal.

4. Dispositivos de movilidad y elevación

Camas médicas, sillas de ruedas, elevadores y otros equipos facilitan el traslado de los pacientes.

- ○ **Uso seguro**: Conocer los procedimientos para mover a los pacientes con seguridad, evitando caídas o lesiones.
- ○ **Mantenimiento**: Compruebe el estado del equipo antes de utilizarlo, informe de cualquier anomalía (frenos defectuosos, correas desgastadas).
- ○ **Ergonomía**: ajustar el equipo para mejorar la comodidad del paciente y prevenir trastornos musculoesqueléticos en los cuidadores.

5. Equipos de cuidado e higiene

- ○ **Esterilización y desinfección**: Garantizar la limpieza adecuada del instrumental reutilizable, cumpliendo los protocolos de esterilización.
- ○ **Gestión de existencias**: control de los niveles de consumibles (guantes, batas, material de un solo uso), anticipación de las necesidades para evitar la falta de existencias.
- ○ **Prevención de infecciones** : Utilizar equipos de un solo uso de acuerdo con las recomendaciones, eliminar los residuos médicos por los canales adecuados.

Procedimientos de mantenimiento y notificación de incidentes

El auxiliar de enfermería debe participar activamente en el mantenimiento preventivo de los equipos:

- **Comprobaciones periódicas**: compruebe el estado del equipo antes de cada uso y realice pruebas de funcionamiento si es necesario.
- **Mantenimiento rutinario**: Limpieza de equipos según protocolos, sustitución de consumibles (baterías, filtros).
- **Notificación de averías**: En caso de avería, etiquete el equipo como fuera de servicio, retírelo del circuito asistencial e informe al departamento biomédico.
- **Trazabilidad**: Registrar el trabajo realizado en los equipos en registros o programas informáticos específicos, para garantizar el control y el cumplimiento de la normativa.

Seguridad y prevención de riesgos

La gestión de equipos médicos implica riesgos que deben mantenerse bajo control:

- **Riesgo eléctrico**: Compruebe la integridad de los cables, evite sobrecargar las tomas y no utilice equipos dañados.
- **Riesgo de infección**: Respetar los protocolos de asepsia, en particular para los equipos invasivos o en contacto con mucosas.
- **Riesgo de uso indebido**: Siga atentamente las instrucciones de uso. En caso de duda, pida consejo a un colega experimentado.
- **Formación en seguridad**: participar en cursos de formación sobre gestión de riesgos de los equipos, conocer los procedimientos en caso de incidente (parada cardiaca, incendio).

Optimizar el uso de los equipos

- **Racionalización**: Utilizar adecuadamente los equipos para evitar el despilfarro de recursos, por ejemplo poniendo los aparatos en modo de espera cuando no se utilizan.
- **Innovación**: mantenerse al día de las nuevas tecnologías, participar en las evaluaciones de nuevos equipos y compartir las opiniones con el equipo.
- **Compartir recursos**: coordinarse con los compañeros para utilizar equipos compartidos, planificar las intervenciones para evitar conflictos de uso.

Trabajar con el departamento biomédico

El departamento biomédico es un socio clave en la gestión de equipos:

- **Comunicación**: informe rápidamente de los problemas, facilite información precisa sobre los síntomas de la avería.
- **Comentarios**: Después de los trabajos de mantenimiento, pruebe el aparato y confirme que funciona correctamente.
- **Participar en los controles de calidad**: asistir a los técnicos durante los controles periódicos, facilitar el acceso a los equipos.

Sensibilización sobre los aspectos reglamentarios

Los equipos médicos están sujetos a normas estrictas:

- **Conformidad**: Garantizar que el equipo utilizado cumple las normas vigentes y ha sido validado por el establecimiento.
- **Documentación**: familiaridad con los protocolos institucionales, los manuales de usuario y las fichas técnicas.
- **Confidencialidad y seguridad de los datos**: En el caso de los equipos que registran datos de pacientes, asegúrate de

que la información está protegida y cumple las políticas de seguridad informática del establecimiento.

Participación en la mejora continua

- **Feedback**: compartir con el equipo las dificultades encontradas, sugerir mejoras en el uso o la gestión de los equipos.
- **Participación en comités**: Participar en grupos de trabajo sobre equipos, contribuir al desarrollo de políticas y procedimientos.
- **Formar a los recién llegados**: Transmisión de conocimientos y buenas prácticas a los nuevos miembros del personal, garantizando una supervisión de calidad.

Capítulo 3

Atención diaria en Medicina Interna

- Monitorización de constantes vitales y parámetros clínicos

La monitorización de las constantes vitales y de los parámetros clínicos es una parte esencial del papel del auxiliar de enfermería en medicina interna. Es un pilar fundamental en la evaluación del estado de salud de los pacientes, ya que permite detectar precozmente signos de deterioro o mejoría y ajustar los cuidados en consecuencia. Este seguimiento riguroso contribuye no sólo a la seguridad del paciente, sino también a la eficacia global de la atención médica.

La importancia de controlar las constantes vitales

Los signos vitales son indicadores clave del funcionamiento de los sistemas fisiológicos del organismo. Incluyen la temperatura corporal, la frecuencia cardiaca, la tensión arterial, la frecuencia respiratoria y la saturación de oxígeno. El seguimiento regular de estos parámetros permite :

- **Detectar anomalías**: identificar rápidamente signos de infección, hemorragia, descompensación cardiaca o respiratoria, etc.
- **Evaluar la eficacia de los tratamientos**: Comprobar si las intervenciones médicas, como la administración de medicación u oxigenoterapia, producen los efectos esperados.
- **Prevenir las complicaciones**: Anticiparse a los riesgos y aplicar las medidas preventivas adecuadas.
- **Informar al equipo asistencial**: Proporcionar datos objetivos para orientar las decisiones clínicas y ajustar el plan de cuidados.

Técnicas de medición de las constantes vitales

1. **Temperatura corporal**

   ◦ **Métodos**: La temperatura puede medirse por vía bucal, axilar, rectal o timpánica. La elección del método depende del estado del paciente, la edad y los protocolos institucionales.

- ○ **Precauciones**: Utilizar un termómetro limpio y calibrado, respetar las normas de higiene para evitar infecciones cruzadas y garantizar la comodidad del paciente.
- ○ **Interpretación**: Una temperatura superior a 38°C indica fiebre, mientras que una temperatura inferior a 36°C puede indicar hipotermia. Estas variaciones requieren una atención especial.

2. Frecuencia cardiaca (pulso)

- ○ **Métodos de medición**: El pulso puede medirse a nivel radial, carotídeo, femoral o apical. Los cuidadores suelen utilizar el pulso radial por la facilidad de acceso.
- ○ **Técnica**: Colocar dos dedos (índice y corazón) sobre la arteria, contar el número de pulsaciones durante 60 segundos, anotar el ritmo (regular o irregular) y la amplitud.
- ○ **Interpretación**: Una taquicardia (pulso > 100 lpm) o bradicardia (pulso < 60 lpm) puede indicar una patología subyacente o el efecto de un fármaco.

3. Tensión arterial

- ○ **Métodos de medición**: Puede medirse manualmente con un tensiómetro aneroide y un estetoscopio, o automáticamente con un monitor electrónico.
- ○ **Técnica manual**: Colocar el manguito correctamente en el brazo, inflar el manguito hasta 20-30 mmHg por encima de la presión esperada, desinflar lentamente y escuchar los ruidos de Korotkoff para determinar las presiones sistólica y diastólica.

- **Precauciones**: Asegúrese de que el paciente está en reposo, evite medir en un brazo con una perfusión o fístula arteriovenosa, utilice un manguito de tamaño adecuado.
- **Interpretación**: La hipertensión o hipotensión requiere una evaluación exhaustiva y una intervención médica adecuada.

4. Frecuencia respiratoria

- **Técnica**: Observar discretamente los movimientos torácicos o abdominales durante un minuto para evitar que el paciente modifique voluntariamente su respiración.
- **Interpretación**: La taquipnea (FR > 20/min) puede indicar dificultad respiratoria, infección o dolor. La bradipnea (FR < 12/min) puede estar asociada a depresión del sistema nervioso central o al efecto de ciertos fármacos.

5. Saturación de oxígeno (SpO2)

- **Utilización del pulsioxímetro**: Coloque el sensor en un dedo de la mano, de la oreja o del pie, asegurándose de que la zona esté limpia y bien perfundida.
- **Interpretación**: Una saturación inferior al 95% puede indicar hipoxemia. Las mediciones inferiores al 90% requieren una intervención inmediata.
- **Precauciones**: Compruebe que el sensor está correctamente colocado, evite interferencias (esmalte de uñas oscuro, movimiento excesivo), asegúrese de que el dispositivo está calibrado.

Control de otros parámetros clínicos

1. **Glucemia capilar**

    ○ **Indicaciones**: Especialmente importante en pacientes diabéticos o con riesgo de hipoglucemia/ hiperglucemia.

    ○ **Técnica**: Tras desinfectar la zona de punción (normalmente la yema del dedo), realice una punción con una lanceta estéril y recoja una gota de sangre en la tira reactiva insertada en el glucómetro.

    ○ **Precauciones**: Utilizar material de un solo uso, respetar las normas de higiene, manipular los residuos según protocolos.

    ○ **Interpretación**: Un nivel normal de glucemia en ayunas se sitúa entre 0,70 y 1,10 g/L. Los valores fuera de estos límites requieren intervención.

2. **Diuresis**

    ○ **Importancia**: La medición de la cantidad de orina excretada permite evaluar la función renal, el equilibrio de líquidos y la respuesta a determinados tratamientos (diuréticos).

    ○ **Técnica**: Recoger la orina durante un periodo determinado, normalmente 24 horas, utilizando recipientes graduados.

    ○ **Precauciones**: Informar al paciente del procedimiento, garantizar la privacidad, manipular las muestras con guantes.

    ○ **Interpretación**: La oliguria (diuresis < 500 mL/ 24h) o la anuria (diuresis < 100 mL/24h) son motivo de preocupación y deben notificarse.

3. **Evaluación del dolor**

 ○ **Utilización de escalas**: escala numérica (0 a 10), escala verbal simple, escala analógica visual o escalas adaptadas para pacientes no comunicativos.
 ○ **Importancia**: El dolor es un parámetro subjetivo pero esencial, que influye en la calidad de vida y la recuperación del paciente.
 ○ **Intervención**: Anotar la intensidad, localización, naturaleza (aguda, crónica), factores agravantes o aliviantes, e informar al equipo para un manejo adecuado.

4. **Observación del estado general**

 ○ **Conciencia y orientación**: Evaluar si el paciente está alerta, orientado en el tiempo y el espacio, y es capaz de responder a estímulos.
 ○ **Coloración de la piel y las mucosas**: busque signos de cianosis, palidez, ictericia o erupciones cutáneas.
 ○ **Hidratación y nutrición**: observe los signos de deshidratación (sequedad de las mucosas, pliegues cutáneos) o desnutrición (pérdida de peso, atrofia muscular).
 ○ **Función digestiva e intestinal**: Vigilar náuseas, vómitos, apetito, tránsito intestinal, aspecto de las heces.

Documentación y comunicación de las observaciones

- **Trazabilidad**: registrar con precisión los valores medidos en el historial del paciente, indicando la fecha, la hora y cualquier observación pertinente.
- **Notificación de anomalías**: Informe inmediatamente a la enfermera o al médico de cualquier parámetro anormal o cambio significativo.

- **Continuidad de la atención**: transmitir información cuando se releva a los pacientes, destacar los puntos de seguimiento.

Precauciones y buenas prácticas

- **Normalización de las técnicas**: seguir protocolos establecidos para garantizar la fiabilidad de las mediciones y la comparabilidad de los datos.
- **Higiene y asepsia**: Utilizar dispositivos limpios o estériles, desinfectar el equipo según las recomendaciones, lavarse las manos antes y después de cada paciente.
- **Respeto por el paciente**: explicar los procedimientos, obtener el consentimiento, garantizar la comodidad y la intimidad, adaptar las técnicas a las capacidades del paciente.
- **Formación continua**: mantenerse al día de los avances tecnológicos y las nuevas recomendaciones en materia de seguimiento clínico.

Papel proactivo del asistente

- **Anticipación**: Conocer los factores de riesgo del paciente (antecedentes, tratamientos actuales) para orientar el seguimiento.
- **Observación general**: no se limite a mirar las cifras, interprete los signos situándolos en el contexto clínico.
- **Colaboración**: Trabajar en estrecha coordinación con el equipo asistencial, compartiendo información y participando en los debates clínicos.
- **Educación de los** pacientes: informar a los pacientes sobre la importancia de la vigilancia, implicarlos en el seguimiento y animarlos a notificar sus síntomas.

Casos especiales

- **Pacientes en situaciones críticas**: En pacientes inestables, debe aumentarse la frecuencia de las mediciones, y el cuidador debe estar preparado para reaccionar con rapidez.
- **Pacientes no comunicativos**: Adaptar las técnicas de evaluación, utilizar métodos indirectos y estar atento a los signos no verbales.
- **Pacientes pediátricos o geriátricos**: Tener en cuenta las especificidades relacionadas con la edad y ajustar los métodos e intervalos de monitorización.

- Asistencia en procedimientos de enfermería

El auxiliar de enfermería desempeña un papel fundamental en el equipo asistencial de Medicina Interna, no sólo en el cuidado diario de los pacientes, sino también proporcionando una valiosa ayuda en los procedimientos de enfermería. Esta estrecha colaboración entre el auxiliar de enfermería y la enfermera es esencial para garantizar una asistencia de calidad, asegurar la continuidad de los cuidados y responder a las complejas necesidades de los pacientes hospitalizados. Este capítulo profundiza en el papel del auxiliar de enfermería en la asistencia a los procedimientos de enfermería, destacando las competencias requeridas, las responsabilidades compartidas y el impacto en el recorrido asistencial del paciente.

Funciones complementarias para auxiliares de enfermería y enfermeros

En medicina interna, los pacientes suelen presentar múltiples patologías que requieren intervenciones específicas y un seguimiento constante. Las enfermeras son responsables de la planificación de los cuidados, la administración del tratamiento, la evaluación clínica y la coordinación con otros profesionales sanitarios. El auxiliar de enfermería apoya al enfermero realizando tareas esenciales, aligerando así la carga de trabajo del enfermero y permitiéndole concentrarse en tareas más técnicas.

Esta complementariedad se basa en una comprensión mutua de las funciones, una comunicación eficaz y el respeto de las competencias de cada uno. El auxiliar de enfermería debe conocer los límites de su campo de intervención, actuar bajo la delegación del enfermero y respetar los protocolos establecidos.

Áreas de asistencia de enfermería

1. **Preparación del equipo y del entorno**

   El auxiliar de enfermería desempeña un papel clave en la preparación del equipo necesario para los procedimientos de enfermería. Esto incluye :

   - **Montaje del equipo**: preparación de las bandejas de tratamiento, esterilización del instrumental en caso necesario, comprobación de la disponibilidad de material fungible (compresas, jeringas, guantes, etc.).
   - **Planificación del espacio**: organizar el entorno para facilitar el procedimiento, garantizar la limpieza y asepsia de la zona de cuidados, ajustar la cama del paciente a la altura adecuada.
   - **Anticiparse a las necesidades**: Planificar el equipo específico en función de los procedimientos previstos (por ejemplo, ECG, infusión, punción).

2. **Apoyo durante los cuidados técnicos**

   Durante los procedimientos de enfermería, el auxiliar de enfermería proporciona asistencia directa de varias maneras:

   - **Colocación del paciente**: Ayudar al paciente a adoptar la posición adecuada para el tratamiento, garantizando su comodidad y seguridad, utilizando técnicas de movilización apropiadas.

- ○ **Mantener la asepsia**: garantizar el cumplimiento de las normas de higiene, por ejemplo limitando las fuentes de contaminación y manipulando el material con cuidado.
- ○ **Apoyo psicológico**: tranquilizar al paciente, explicarle el curso del tratamiento si es necesario, estar ahí para calmar cualquier ansiedad o malestar.
- ○ **Observación**: Vigile las reacciones del paciente durante el procedimiento e informe inmediatamente de cualquier anomalía (dolor intenso, malestar, hemorragia).

3. Cuidados posteriores y seguimiento

Tras el acto de enfermería, el auxiliar de enfermería contribuye al seguimiento del paciente:

- ○ **Limpieza y almacenamiento**: eliminar los residuos de acuerdo con los protocolos, desinfectar los materiales reutilizables, almacenar los equipos.
- ○ **Seguimiento tras la intervención**: Observar las constantes vitales, comprobar el lugar de punción o inyección para detectar complicaciones (hematoma, infección), comunicar las observaciones a la enfermera.
- ○ **Confort del paciente**: Coloque al paciente en una posición cómoda, asegúrese de que tiene acceso a sus objetos personales, ofrézcale agua o un tentempié si está autorizado.

Ejemplos prácticos de asistencia de enfermería

1. Administración de fármacos intravenosos

- ○ **Preparación**: El auxiliar de enfermería prepara el material necesario (equipo de infusión, solución, bomba de infusión), comprueba las fechas de caducidad y etiqueta las soluciones si es necesario.

- **Asistencia durante la inserción**: Ayuda a la enfermera sujetando la extremidad del paciente, asegurando una buena visibilidad del sitio de la vena.
- **Monitorización**: Después de la inserción, monitorice el flujo de la infusión, observe el sitio en busca de signos de infiltración o flebitis, informe a la enfermera si hay alguna anormalidad.

2. Muestras de sangre

- **Preparación del paciente**: Informa al paciente del tratamiento que va a recibir, se asegura de que está en una posición cómoda y expone el lugar de punción.
- **Apoyo durante la toma de muestras**: mantiene el equipo a disposición de la enfermera, aplica el torniquete si se solicita, apoya al paciente si se muestra aprensivo.
- **Seguimiento posterior a la prueba**: Aplicar compresión en el lugar, colocar un apósito, vigilar la aparición de un hematoma.

3. Cuidado de heridas complejas

- **Preparación del campo estéril**: Colocar el instrumental y los apósitos estériles en la bandeja, respetando las normas de asepsia.
- **Asistencia activa**: Puede ayudar a cortar apósitos, sujetar instrumentos no estériles, recolocar al paciente durante los cuidados.
- **Educación del paciente**: refuerza las explicaciones dadas por la enfermera sobre los cuidados a domicilio y los signos a los que hay que estar atento.

Las habilidades necesarias para ayudar en los procedimientos de enfermería

- **Conocimiento de los protocolos**: El auxiliar de enfermería debe dominar los procedimientos relativos a los actos de enfermería para garantizar una asistencia eficaz y segura.
- **Destreza y precisión**: La manipulación de equipos médicos requiere destreza manual y atención a los detalles.
- **Comunicación clara**: Una coordinación óptima con la enfermera requiere una comunicación fluida, la capacidad de comprender rápidamente las instrucciones y de comunicar la información pertinente.
- **Empatía y paciencia**: comprender las necesidades del paciente y ser amable, especialmente durante procedimientos potencialmente dolorosos o que provoquen ansiedad.
- **Capacidad de respuesta**: ser capaz de reaccionar con prontitud ante imprevistos, complicaciones o cambios en el estado del paciente.

Los límites del papel del auxiliar de enfermería

Es fundamental respetar los límites legales y éticos de la profesión. Los auxiliares sanitarios no pueden realizar actos reservados a los enfermeros, como la administración de medicamentos inyectables, la inserción de catéteres venosos o la aplicación de apósitos específicos sin una delegación adecuada. Toda la asistencia debe prestarse bajo la supervisión del enfermero, respetando los protocolos y directrices del establecimiento.

La importancia de la formación continua

Las prácticas médicas evolucionan constantemente, y los auxiliares de cuidados necesitan actualizar sus conocimientos para seguir siendo eficaces en su función asistencial. Participar en cursos de formación, talleres prácticos y sesiones informativas les permite..:

- **Mejorar las competencias técnicas**: descubrir nuevos métodos, familiarizarse con equipos innovadores.
- Estar al día **de las nuevas normativas**: Estar al día de las novedades jurídicas en el ámbito de la asistencia sanitaria.
- **Reforzar la colaboración**: compartir experiencias con los colegas, armonizar las prácticas dentro del equipo.

Beneficios para el paciente

La asistencia del auxiliar de enfermería en los procedimientos de enfermería repercute directamente en la calidad de los cuidados:

- **Atención más fluida**: los procedimientos se llevan a cabo de forma más eficiente, reduciendo los tiempos de espera de los pacientes.
- **Mayor seguridad**: la doble vigilancia de la enfermera y el auxiliar de enfermería minimiza el riesgo de errores o complicaciones.
- **Una relación de confianza**: la presencia tranquilizadora del asistente sanitario favorece el bienestar del paciente y reduce la ansiedad asociada a los procedimientos médicos.

Potenciar el papel del asistente

Reconocer la importancia del auxiliar de cuidados en la asistencia a los procedimientos de enfermería es esencial para :

- **Refuerzo de la motivación**: el reconocimiento del trabajo realizado fomenta el compromiso y la satisfacción laboral.
- **Fomentar el trabajo en equipo**: una colaboración armoniosa mejora el ambiente de trabajo y la eficacia del departamento.
- **Desarrollo de competencias**: ofrecer oportunidades de formación y responsabilidad contribuye a la realización profesional.

- Tratamiento del dolor y comodidad del paciente

El tratamiento del dolor y el confort del paciente son componentes esenciales de la asistencia en Medicina Interna. Los pacientes ingresados en este departamento presentan a menudo patologías complejas asociadas a síntomas dolorosos y malestar físico o psicológico. El auxiliar de enfermería desempeña un papel clave en la evaluación y el alivio del dolor y en la mejora del bienestar general del paciente. Este capítulo explora enfoques y técnicas para garantizar un tratamiento óptimo del dolor y el confort, respetando los protocolos médicos y las necesidades individuales del paciente.

Comprender el dolor

El dolor es una experiencia sensorial y emocional subjetiva asociada a un daño tisular real o potencial. Puede ser agudo o crónico, nociceptivo o neuropático, y en él influyen factores fisiológicos, psicológicos y socioculturales. En medicina interna, los pacientes pueden sufrir dolor relacionado con su enfermedad, intervenciones médicas o comorbilidades. Es crucial que el auxiliar de enfermería comprenda los mecanismos del dolor para poder evaluarlo mejor y responder adecuadamente.

Evaluación del dolor

Una evaluación precisa del dolor es el primer paso hacia un tratamiento eficaz del mismo. Los cuidadores deben utilizar herramientas validadas para medir la intensidad, la calidad, la localización y la evolución del dolor.

- **Escalas de evaluación**: Utilizar escalas adaptadas al paciente, como la escala numérica (de 0 a 10), la escala analógica visual o la escala verbal simple. Para los pacientes no comunicativos, puede utilizarse la escala conductual (Doloplus, Algoplus).

- **Historia del dolor**: Pregunte al paciente por las características de su dolor (aparición, duración, factores agravantes o aliviantes, impacto en las actividades diarias).

- **Observación**: Preste atención a los signos no verbales de dolor, como muecas, agitación, taquicardia, hipertensión arterial o cambios de comportamiento.

El papel del auxiliar de enfermería en el tratamiento del dolor

El auxiliar de enfermería interviene a varios niveles para aliviar el dolor del paciente:

1. Administración de tratamientos analgésicos

- ○ **Cumplimiento de las prescripciones**: Aunque la administración de medicamentos suele reservarse a la enfermera, el auxiliar de cuidados puede ayudar a preparar al paciente, comprobar su identidad y garantizar su cumplimiento.

- ○ **Monitorización de efectos**: Observar los efectos de los tratamientos analgésicos, informar de cualquier ineficacia o aparición de efectos indeseables (somnolencia, náuseas, estreñimiento, depresión respiratoria).

2. Técnicas no farmacológicas de alivio del dolor

- ○ **Aplicación de calor o frío**: Utilizar compresas calientes para relajar los músculos o bolsas de hielo para reducir la inflamación, observando las contraindicaciones y precauciones de uso.

- ○ **Masajes y movilizaciones suaves**: Realizar masajes ligeros para mejorar la circulación sanguínea y la relajación muscular, evitando las zonas dolorosas o sensibles.

○ **Relajación y distracción**: Fomente técnicas de relajación como la respiración profunda y la meditación guiada, u ofrezca actividades de distracción (música, lectura, conversación).

3. **Posicionamiento y entorno**

○ **Posicionamiento cómodo**: Ayudar al paciente a adoptar una postura que alivie el dolor, utilizando almohadas, cojines o soportes específicos para aliviar los puntos de presión.

○ **Adaptar el entorno**: Asegurarse de que la habitación sea tranquila, con una temperatura agradable y una iluminación adecuada, y de que el paciente tenga acceso a objetos personales que le reconforten.

4. **Educación e información de los pacientes**

○ **Explicación de los cuidados**: informar al paciente sobre los próximos procedimientos y tratamientos prescritos, para reducir la ansiedad y la percepción del dolor.

○ **Animar a los pacientes a expresarse**: invitarles a hablar de su dolor, sus miedos y sus expectativas, para poder adaptar los cuidados a sus necesidades específicas.

Gestión de la comodidad general del paciente

Más allá del dolor físico, el confort del paciente abarca el bienestar psicológico, emocional y social.

• **Cuidados de higiene personalizados**: Proporcionar cuidados de higiene que respeten las preferencias del paciente y estén atentos a su pudor y dignidad.

- **Alimentación adecuada**: Garantizar que los alimentos se suministran de acuerdo con las dietas prescritas, teniendo en cuenta los gustos del paciente y sus capacidades de masticación y deglución.

- **Promover el sueño**: Fomentar el descanso limitando las interrupciones nocturnas, reduciendo el ruido y creando un entorno propicio al sueño.

- **Apoyo psicológico**: escuchar, mostrar empatía, ofrecer una presencia tranquilizadora, especialmente a los pacientes aislados o ansiosos.

Trabajar con el equipo multidisciplinar

Gestionar el dolor y el confort de los pacientes es una responsabilidad compartida dentro del equipo sanitario.

- **Comunicación eficaz**: transmitir las observaciones sobre el dolor y el confort del paciente durante las comunicaciones, informar inmediatamente de situaciones urgentes o cambios significativos.

- **Participar en reuniones**: contribuir a los debates sobre el plan de cuidados, proponer ideas para mejorar el bienestar del paciente, compartir opiniones.

- **Coordinación de las intervenciones**: trabajar en sinergia con enfermeros, fisioterapeutas, psicólogos y dietistas para ofrecer una atención global y coherente.

Abordaje personalizado del dolor

Cada paciente es único, y en la percepción del dolor influyen factores culturales, espirituales y personales.

- **Respeto de las creencias**: Tener en cuenta las creencias religiosas o culturales de los pacientes a la hora de tratar el dolor, por ejemplo respetando sus preferencias en cuanto a tratamientos o prácticas complementarias.

- **Adaptación a las capacidades cognitivas**: para pacientes con trastornos cognitivos o dificultades de comunicación, adaptación de los métodos de evaluación y alivio del dolor.

- **Implicar a la familia y los amigos**: trabajar con la familia o los cuidadores para comprender mejor al paciente, apoyar su estado de ánimo y reforzar su sensación de seguridad.

Prevención de las complicaciones relacionadas con el dolor

Un dolor mal controlado puede provocar complicaciones fisiológicas y psicológicas.

- **Prevenir la cronicidad**: Actuar rápidamente para aliviar el dolor agudo y evitar que se convierta en duradero.

- **Vigilancia de los efectos secundarios**: hay que estar atento a las complicaciones asociadas a los tratamientos analgésicos, como el estreñimiento, la disminución del estado de alerta y el riesgo de caídas.

- **Fomentar la movilidad**: Fomentar la actividad física adaptada para prevenir la rigidez articular y el desgaste muscular, y mejorar el estado de ánimo del paciente.

Formación continua y actualización de conocimientos

El tratamiento del dolor evoluciona con los avances médicos y los nuevos enfoques terapéuticos.

- **Actualización de competencias**: Participación en cursos de formación sobre tratamiento del dolor, técnicas no farmacológicas y enfoques complementarios.

- **Seguimiento profesional**: Mantenerse al día de las recomendaciones, protocolos institucionales e innovaciones en el campo del dolor.

- **Compartir buenas prácticas**: intercambiar experiencias de éxito y retos con colegas para mejorar la práctica profesional.

Ética y respeto a la elección del paciente

El tratamiento del dolor debe respetar los derechos y deseos de los pacientes.

- **Consentimiento informado**: Garantizar que los pacientes comprendan sus opciones de alivio del dolor y respetar su decisión de aceptar o rechazar determinados tratamientos.

- **Confidencialidad**: Proteger la información personal de los pacientes, sobre todo en lo que respecta a su dolor y comodidad.

- **Autonomía**: animar a los pacientes a participar activamente en sus cuidados, potenciando sus capacidades y apoyando su independencia.

Casos especiales: dolor al final de la vida

En medicina interna, algunos pacientes se encuentran en una fase paliativa o de final de vida. El tratamiento del dolor y el confort adquieren una dimensión especial.

- **Máximo alivio**: Priorizar el control del dolor, aunque ello implique la toma de altas dosis de analgésicos, en cumplimiento de protocolos y voluntades anticipadas.

- **Apoyo global**: ofrecer apoyo emocional y espiritual, estar ahí para el paciente y su familia, facilitar las despedidas y los momentos de intimidad.

- **Respetar los deseos de los pacientes**: Tener en cuenta los deseos de los pacientes respecto al final de su vida, trabajando con el equipo para garantizar que la atención se presta de acuerdo con sus valores.

- Prevención de las úlceras por presión y las infecciones nosocomiales

La prevención de las úlceras por presión y de las infecciones nosocomiales es una parte crucial del papel del auxiliar de enfermería en medicina interna. Estas dos cuestiones representan importantes retos para la calidad de los cuidados y la seguridad de los pacientes hospitalizados. Las escaras, también conocidas como úlceras por presión, son lesiones cutáneas causadas por la inmovilización prolongada, mientras que las infecciones nosocomiales son infecciones contraídas en el hospital y a menudo resistentes a los antibióticos. El auxiliar de enfermería, por su proximidad al paciente y su conocimiento de los protocolos de cuidados, desempeña un papel clave en la prevención de estas complicaciones. Este capítulo explora estrategias y buenas prácticas para prevenir eficazmente las úlceras por presión y las infecciones nosocomiales, contribuyendo así a mejorar el pronóstico y el confort del paciente.

Comprender las úlceras por presión: mecanismos y factores de riesgo

Las úlceras por presión se forman como resultado de una presión prolongada sobre una zona del cuerpo, lo que provoca isquemia tisular y necrosis. Se producen sobre todo en pacientes encamados, inmóviles o con problemas de sensibilidad. Las zonas más afectadas son los puntos óseos de apoyo, como el sacro, los talones, los trocánteres y los maléolos.

Varios factores aumentan el riesgo de desarrollar úlceras por presión:

- **Inmovilidad**: pacientes encamados, en silla de ruedas o con movilidad reducida.
- **Trastornos nutricionales**: desnutrición, deshidratación, carencias proteicas.
- **Alteración de la conciencia**: Coma, sedación, trastornos neurológicos.
- **Incontinencia**: La humedad en la piel favorece la maceración.
- **Edad avanzada**: Piel frágil, pérdida de elasticidad, comorbilidades asociadas.

El papel del auxiliar de enfermería en la prevención de las úlceras por presión

1. **Evaluación del riesgo**

   El auxiliar de enfermería participa en la evaluación inicial y continua del riesgo de úlceras por presión, utilizando escalas específicas como la de Norton o la de Braden. Esta evaluación permite identificar a los pacientes de alto riesgo e instaurar las medidas preventivas adecuadas.

2. **Movilización regular**

   - **Cambios de posición**: Alternar la posición del paciente cada dos horas, respetando los patrones de rotación para aliviar los puntos de presión.
   - **Utilización de ayudas técnicas**: colchones antiescaras, cojines de posicionamiento, taloneras, que distribuyen la presión y reducen el riesgo de lesiones.
   - **Fomentar la movilización activa**: Estimular al paciente para que se mueva, realice ejercicios sencillos y participe en las transferencias si es posible.

3. Cuidado de la piel

- ○ **Higiene rigurosa**: Limpiar la piel con productos suaves y secar cuidadosamente sin frotar, sobre todo en los pliegues cutáneos.
- ○ **Hidratación de la piel**: Aplicar cremas hidratantes para mantener la elasticidad de la piel, evitando productos irritantes o alergénicos.
- ○ **Vigilancia de las zonas de riesgo**: Inspeccionar diariamente las zonas de contacto, buscando enrojecimiento, induraciones, signos de maceración o lesiones incipientes.

4. Gestión de la incontinencia

- ○ **Protección de la piel**: Utilizar barreras cutáneas y cremas protectoras para evitar la irritación producida por la orina o las heces.
- ○ **Cambios** frecuentes: Sustituya rápidamente las compresas sucias y asegure la higiene íntima después de cada episodio de incontinencia.
- ○ **Prevención de la humedad**: Mantenga la piel seca, evite la ropa interior sintética que retiene la humedad.

5. Nutrición e hidratación

- ○ **Control de la ingesta**: Asegurarse de que el paciente sigue una dieta rica en proteínas, vitaminas y minerales esenciales para la curación.
- ○ **Hidratación adecuada**: Fomentar la ingesta regular de líquidos, vigilar los signos de deshidratación.
- ○ **Trabajar con el dietista**: adaptar las dietas a las necesidades específicas del paciente.

6. Educación de pacientes y familiares

- ○ **Sensibilización**: explicar los riesgos de las úlceras por presión, la importancia de la movilización y el cuidado de la piel.
- ○ **Participación**: implicar al paciente en las medidas preventivas, mostrarle cómo cambiar de postura, masajear las zonas de riesgo.
- ○ **Apoyo a la familia y amigos**: Formar a la familia en medidas preventivas, especialmente con vistas al regreso a casa.

Comprender las infecciones nosocomiales: problemas y transmisión

Las infecciones nosocomiales son infecciones hospitalarias, a menudo causadas por bacterias resistentes a los antibióticos. Pueden afectar a varios sitios: el tracto urinario, los sitios quirúrgicos, los pulmones (neumonía) y el torrente sanguíneo (septicemia). Los modos de transmisión incluyen :

- • **Contacto directo**: Entre el personal sanitario y los pacientes, a través de las manos contaminadas.
- • **Contacto indirecto**: a través de equipos médicos o superficies contaminadas.
- • **Transmisión aérea**: Para ciertos agentes patógenos, a través de gotitas o aerosoles.

Entre los pacientes vulnerables se encuentran los que tienen las defensas inmunitarias debilitadas, los que llevan dispositivos invasivos (catéteres, sondas) o los sometidos a tratamientos agresivos.

El papel de los auxiliares sanitarios en la prevención de las infecciones nosocomiales

1. Higiene de las manos

- ○ **Técnica adecuada**: Utilizar la fricción hidroalcohólica o el lavado con jabón según las indicaciones, respetando los cinco momentos clave de la OMS:

- Antes de tocar a un paciente.
- Antes de un procedimiento aséptico.
- Tras la exposición a fluidos biológicos.
- Después de tocar a un paciente.
- Después de tocar el entorno del paciente.
  - **Tiempo suficiente**: Para una eficacia óptima, frotar o lavar durante al menos 30 segundos.
  - **Promoción de la higiene**: concienciar a colegas y pacientes de la importancia de esta medida.

2. Utilización de equipos de protección individual (EPI)

- **Guantes**: Utilice guantes no estériles para el tratamiento que implique la exposición a fluidos biológicos, y cámbieselos entre cada paciente.
- **Batas, mascarillas, gafas** : Utilizar precauciones adicionales (contacto, gotitas, aire) en función del riesgo de infección.
- **Retirada segura**: Quitarse el EPI sin contaminar la ropa ni la piel, eliminar los residuos por los canales adecuados.

3. Mantenimiento medioambiental

- **Limpieza de superficies**: Desinfectar regularmente las superficies de contacto frecuente (mesas, barandillas de cama, asideros).
- **Gestión del material**: limpiar y desinfectar el material reutilizable, utilizar material de un solo uso siempre que sea posible.
- **Ropa blanca y residuos**: Manipule la ropa blanca sucia con cuidado, colóquela en bolsas especiales y gestione los residuos infecciosos de acuerdo con los protocolos.

4. Precauciones durante los cuidados invasivos

- **Asepsia**: Observar las normas de asepsia cuando se atiendan catéteres, sondas urinarias y drenajes.
- **Manipulación mínima**: Limite la manipulación de dispositivos invasivos, evite desconexiones innecesarias.
- **Vigilancia del lugar de inserción**: Observar los puntos de inserción para detectar signos de infección (enrojecimiento, calor, dolor, secreción).

5. Vacunas y salud del personal

- **Vacunas al día**: Asegúrate de que tus vacunas están al día (hepatitis B, gripe) para protegerte a ti y a tus pacientes.
- **Estado de salud**: No se presente a trabajar si padece una enfermedad contagiosa, notifique la exposición accidental a agentes infecciosos.

6. Formación y sensibilización

- **Actualización de conocimientos**: participación en cursos de formación sobre higiene hospitalaria y nuevas recomendaciones.
- **Compartir información**: comunicarse con el equipo sobre situaciones de riesgo, incidentes y medidas correctoras.
- **Cultura de seguridad**: fomentar una actitud proactiva en la prevención de infecciones, informar de las deficiencias y sugerir mejoras.

Sinergia entre la prevención de las úlceras por presión y las infecciones nosocomiales

Las medidas para prevenir las úlceras por presión y las infecciones nosocomiales suelen estar interconectadas. Por ejemplo:

- **Cuidado de la piel**: Mantener la integridad de la piel reduce el riesgo de infección, ya que la piel dañada es una puerta de entrada para los patógenos.
- **Higiene durante los cuidados**: Aplicar los principios de asepsia al vendar las úlceras por presión para evitar la sobreinfección.
- **Movilización segura**: Utilizar técnicas de elevación adecuadas para evitar lesiones, limitar el contacto innecesario con el paciente portador de una infección transmisible.

Implicar a los pacientes en la prevención

Es importante implicar a los pacientes en su propia seguridad:

- **Información**: Explica las medidas adoptadas para prevenir las úlceras por presión y las infecciones, las razones que las justifican y sus ventajas.
- **Participación activa**: Anime a los pacientes a informar de cualquier molestia, dolor, enrojecimiento o signos de infección.
- **Higiene personal**: Si es posible, ayude a los pacientes a mantener una higiene personal adecuada y facíliteles los medios para lavarse las manos.

Gestión de situaciones especiales

- **Pacientes inmunocomprometidos**: Reforzar las medidas de protección, limitar las visitas, tomar precauciones adicionales.
- **Epidemias nosocomiales**: en caso de epidemia (por ejemplo, gripe, gastroenteritis), aplicar directrices específicas, participar en el cribado, aislar a los pacientes infectados.

Capítulo 4

Ayudar al paciente

- Establecer una comunicación terapéutica

La comunicación terapéutica es un elemento fundamental en la atención a los pacientes de medicina interna. Es mucho más que un simple intercambio de información; es una herramienta esencial para establecer una relación de confianza, comprender las necesidades más profundas del paciente y apoyarle a lo largo de su atención. Para los auxiliares sanitarios, desarrollar una comunicación terapéutica eficaz es tanto un arte como una habilidad profesional, que requiere empatía, escucha activa, respeto y comprensión de la dinámica interpersonal.

La importancia de la comunicación terapéutica

La comunicación terapéutica tiene como objetivo promover el bienestar del paciente, fomentar su participación en la atención sanitaria y mejorar los resultados clínicos. Permite :

- **Crear una relación de confianza**: al establecer un vínculo sincero con el paciente, el asistente sanitario reduce la ansiedad, aumenta la cooperación y facilita el intercambio de información importante.
- **Comprender las necesidades del paciente**: Además de síntomas físicos, los pacientes pueden tener preocupaciones emocionales, sociales o espirituales que influyen en su salud.
- **Facilitar la adherencia al tratamiento**: una buena comunicación ayuda a explicar los procedimientos, responder a las preguntas y tranquilizar a los pacientes, mejorando así su adherencia a los tratamientos prescritos.
- **Detección de señales no verbales**: las expresiones faciales, el tono de voz y el lenguaje corporal pueden revelar información vital sobre el estado del paciente.

Los principios fundamentales de la comunicación terapéutica

1. **Escucha activa**
    La escucha activa es una habilidad clave que implica prestar toda la atención al paciente, comprender su mensaje, interpretar sus emociones y responder adecuadamente. Esto incluye :

    - **Concéntrese en el paciente**: evite las distracciones, mantenga el contacto visual, adopte una postura abierta.
    - **Fomente la expresión**: utilice indicaciones verbales como "te escucho", "¿puedes decirme más?" y asiente con la cabeza.
    - **Reformular**: Repetir o parafrasear lo que ha dicho el paciente para comprobar que lo ha entendido.
    - **Aclarar**: haz preguntas abiertas para profundizar en la comprensión, por ejemplo: "¿Qué opinas de esto?

2. **Empatía**
    Empatía significa ponerse en el lugar del paciente, comprender sus sentimientos y perspectivas sin juzgarle. Se demuestra mediante :

    - **Reconocer las emociones del paciente**: "Veo que esto te preocupa mucho".
    - **Expresa compasión**: "Siento que estés pasando por esto".
    - **Evite los juicios**: Acepte los sentimientos del paciente sin críticas ni prejuicios.

3. **Respeto y dignidad**
    Todo paciente merece ser tratado con respeto, sea cual sea su estado. Esto significa :

    - **Utilice el nombre preferido del paciente**: Pregúntele cómo le gustaría que le llamaran.

- ◦ **Respetar la confidencialidad**: garantizar la privacidad de la información compartida.
- ◦ **Tener en cuenta las preferencias**: Respetar, siempre que sea posible, las decisiones de los pacientes respecto a su asistencia.

4. **Congruencia y autenticidad** Ser auténtico en la comunicación significa ser sincero y transparente. Los cuidadores deben ser coherentes entre lo que dicen y lo que expresan de forma no verbal.

   - ◦ **Evita fingir**: No finjas entender si no entiendes.
   - ◦ **Sea honesto**: Proporcione información precisa, aunque sea difícil de escuchar, respetando su papel profesional.
   - ◦ **Demostrar integridad**: Actuar de acuerdo con valores éticos y profesionales.

5. **Adaptarse al paciente**
   Cada paciente es único, con sus propias necesidades, creencias y habilidades de comunicación. El auxiliar de enfermería debe adaptar su enfoque en función de :

   - ◦ **Edad**: adaptar el lenguaje y el enfoque a niños, adultos y ancianos.
   - ◦ **Cultura e idioma**: tenga en cuenta las diferencias culturales, recurra a intérpretes si es necesario.
   - ◦ **Habilidades cognitivas**: adaptar la comunicación para pacientes con trastornos cognitivos, utilizando frases sencillas y repitiendo si es necesario.

Técnicas de comunicación terapéutica

1. **Preguntas abiertas**
   Las preguntas abiertas animan a los pacientes a expresarse libremente y a facilitar información detallada.

- ○ **Ejemplos**: "¿Cómo describiría su dolor?", "¿Qué es lo que más le preocupa en este momento?".
- ○ **Ventajas**: Permiten explorar los sentimientos, percepciones y experiencias del paciente.

2. **Silencio terapéutico**
El silencio puede ser una herramienta poderosa para que los pacientes reflexionen y se expresen a su propio ritmo.

- ○ **Cómo utilizarlo**: Tras una pregunta o una declaración emocional del paciente, deja un momento de silencio para que pueda elaborar sus pensamientos.
- ○ **Atención**: el silencio debe ser cómodo, sin presiones, y el cuidador debe permanecer presente y atento.

3. **Validación**
La validación implica reconocer y aceptar los sentimientos del paciente.

- ○ **Ejemplos**: "Es comprensible que te sientas ansioso en esta situación".
- ○ **Efecto**: Aumenta la confianza y la sensación de sentirse comprendido.

4. **Concentración**
Ayudar a los pacientes a centrarse en un tema concreto, especialmente si están dispersos o confusos.

- ○ **Técnica**: "Hablemos un poco más de lo que te preocupa de tu tratamiento".
- ○ **Objetivo**: ayudar a aclarar las preocupaciones y planificar los cuidados.

5. **Información**
Proporcionar a los pacientes información clara y adecuada

que les ayude a comprender su situación y los cuidados que reciben.

- ○ **Ejemplos**: explicar un procedimiento, los posibles efectos secundarios de un medicamento.
- ○ **Importancia**: Promueve la autonomía del paciente y reduce la ansiedad ligada a lo desconocido.

Barreras a la comunicación terapéutica

Hay una serie de obstáculos a la comunicación eficaz:

- **Lenguaje técnico**: utilizar términos médicos complejos puede confundir a los pacientes. Es preferible utilizar un lenguaje sencillo y claro.
- **Juicios o prejuicios** : Evite que sus propias opiniones influyan en la comunicación.
- **Distracciones ambientales**: el ruido, las interrupciones frecuentes y la falta de intimidad pueden perturbar la comunicación.
- **El estado emocional del paciente**: El dolor, el miedo y la ira pueden afectar a la capacidad de comunicación del paciente. Es importante reconocer estas emociones y tratarlas con sensibilidad.

Estrategias para mejorar la comunicación

- **Crear un entorno propicio**: encontrar un lugar tranquilo, garantizar la confidencialidad, sentarse al mismo nivel que el paciente.
- **Utiliza el lenguaje no verbal**: sonríe, asiente con la cabeza, adopta una postura abierta para mostrar interés y apoyo.
- **Evite las interrupciones**: Deje que el paciente termine sus frases, no le meta prisa.
- **Adapte el ritmo**: hable despacio, dando tiempo al paciente para entender y responder.

- **Compruebe la comprensión**: pida al paciente que reformule lo que se le ha dicho para asegurarse de que lo ha entendido.

El papel del auxiliar de enfermería en la comunicación interdisciplinar

La comunicación terapéutica no se limita a la interacción con el paciente, sino que también se extiende a la colaboración con el equipo asistencial.

- **Comunicación eficaz**: comunicar al personal de enfermería y a los médicos la información importante obtenida del paciente.
- **Compartir observaciones**: informar sobre cambios en el estado del paciente, preocupaciones o necesidades específicas.
- **Coordinar los cuidados**: participar en las reuniones de equipo, contribuir a los planes de cuidados individuales.

Casos especiales: pacientes difíciles o vulnerables

- **Pacientes agresivos u hostiles**: Mantenga la calma, no se tome el comportamiento como algo personal, intente comprender las causas de la angustia.
- **Pacientes poco comunicativos**: Utilice ayudas visuales, gestos y expresiones faciales para comunicarse.
- **Pacientes al final de la vida**: ofrecer una presencia silenciosa, ser receptivo a las necesidades emocionales y espirituales, apoyar a los seres queridos.

Formación continua en comunicación terapéutica

El desarrollo de las capacidades de comunicación es un proceso continuo.

- **Autoevaluación**: reflexionar sobre las propias prácticas, identificar los puntos fuertes y las áreas de mejora.

- **Formación**: Participación en talleres y seminarios sobre comunicación y psicología del paciente.
- **Supervisión**: pedir opiniones a colegas experimentados, compartir situaciones complejas.

El impacto de la comunicación terapéutica en la experiencia del paciente

Al establecer una comunicación terapéutica eficaz, el asistente sanitario desempeña un papel clave en la mejora de la experiencia del paciente. Al reducir la ansiedad, promover una mejor comprensión de la enfermedad y su tratamiento y reforzar el compromiso del paciente con su atención, contribuyen directamente a mejorar los resultados clínicos. Una buena comunicación también puede reducir el riesgo de errores médicos, mejorar el cumplimiento terapéutico por parte del paciente y aumentar su satisfacción general.

- Apoyo y orientación psicológicos

Proporcionar apoyo psicológico y orientación a los pacientes es una parte esencial del papel del auxiliar de enfermería en Medicina Interna. Los pacientes ingresados en este servicio se enfrentan a menudo a enfermedades graves, crónicas o complejas, que pueden provocar sentimientos de ansiedad, miedo, tristeza o desánimo. El auxiliar de enfermería, con su presencia constante y su enfoque humano, está en una posición ideal para proporcionar un apoyo psicológico eficaz, promover el bienestar mental del paciente y contribuir a su recuperación general.

Comprender el impacto psicológico de la enfermedad

La enfermedad no sólo afecta al cuerpo, sino también a la mente y las emociones. Los pacientes pueden experimentar :

- **Ansiedad** ante la incertidumbre sobre el diagnóstico, el tratamiento o el pronóstico.

- **Depresión** por pérdida de autonomía, limitaciones físicas o aislamiento social.
- **Ira o frustración** como reacción a la propia enfermedad o a las limitaciones hospitalarias.
- **Miedo** al dolor, a la muerte o a los procedimientos médicos invasivos.
- **Sentirse impotente** ante la dependencia y el control médico.

Comprender estas emociones es esencial si queremos adaptar nuestro apoyo y orientación adecuadamente.

El papel del auxiliar de enfermería en el apoyo psicológico

1. Una presencia solícita

La simple presencia del auxiliar de enfermería puede aportar consuelo y seguridad al paciente. Al estar disponibles y atentos, crean un vínculo de confianza que facilita la expresión de sentimientos.

- **Escucha activa**: Prestar toda la atención al paciente, sin interrupciones ni juicios, para comprender sus preocupaciones más profundas.
- **Empatía**: Mostrar comprensión y sensibilidad hacia las emociones del paciente, demostrando una compasión sincera.
- **Respeto**: Tratar a los pacientes con dignidad, respetando sus valores, creencias e intimidad.

2. Fomentar la expresión de sentimientos

Es importante permitir que los pacientes expresen libremente sus emociones, miedos y dudas.

- **Preguntas abiertas**: Haz preguntas que fomenten el diálogo, como "¿Cómo te sientes hoy?" o "¿Qué es lo que más te preocupa en este momento?".
- **Validación de las emociones**: Reconocer y aceptar los sentimientos del paciente, evitando minimizarlos o negarlos.

- ○ **Silencio terapéutico**: Respetar los momentos de silencio, que pueden ser necesarios para que el paciente reflexione o recoja sus pensamientos.

3. **Proporcionar información clara y tranquilizadora**
Lo desconocido puede ser una fuente importante de ansiedad. El cuidador puede ayudar a reducir esta incertidumbre.

- ○ **Explicaciones sencillas**: proporcionar información sobre procedimientos, cuidados o la rutina del día, en términos comprensibles.
- ○ **Aclarar dudas**: Responder a las preguntas del paciente o remitirle al profesional adecuado si es necesario.
- ○ **Preparación de las operaciones**: informar al paciente con antelación de los próximos tratamientos o exámenes, para reducir la sorpresa y la aprensión.

4. **Fomentar la autonomía y la autoestima**
Animar a los pacientes a participar activamente en sus cuidados puede mejorar su estado de ánimo y su sensación de control.

- ○ **Participación en la toma de decisiones**: implicar a los pacientes en la toma de decisiones sobre su atención diaria, siempre que sea posible.
- ○ **Refuerzo** positivo: Valorar los esfuerzos y progresos del paciente, por pequeños que sean, para aumentar su confianza en sí mismo.
- ○ **Actividades adaptadas**: Ofrecer actividades que se ajusten a los intereses y capacidades del paciente, para mantener su participación y disfrute.

5. **Controlar el estrés y la ansiedad**
Los cuidadores pueden ofrecer técnicas sencillas para ayudar a los pacientes a controlar el estrés.

- ○ **Técnicas de relajación**: Enseñar ejercicios de respiración profunda, relajación muscular o meditación guiada.
- ○ **Entorno tranquilo**: Crear un entorno tranquilo y confortable, reduciendo la contaminación acústica y garantizando una iluminación adecuada.
- ○ **Distracción positiva**: Ofrezca revistas, libros, música o juegos para desviar la atención del paciente de sus preocupaciones.

6. **Apoyo a los familiares**
La familia y los amigos desempeñan un papel crucial en la prestación de apoyo psicológico a los pacientes.

- ○ **Comunicación abierta**: Facilitar el diálogo entre los pacientes y sus familiares, respetando la confidencialidad y los deseos del paciente.
- ○ **Derivación a recursos**: Informar a las familias sobre los servicios de apoyo disponibles, como grupos de discusión o servicios sociales.
- ○ **Apoyo emocional a los seres queridos**: escuchar las preocupaciones de las familias, que también pueden estar experimentando ansiedad o angustia.

Técnicas específicas para un apoyo eficaz

- • **Escucha activa**: concentrarse plenamente en el paciente, utilizando señales verbales y no verbales para mostrar compromiso.
- • **Reformulación**: repetir o parafrasear lo que ha dicho el paciente para demostrar que lo ha entendido y aclarar los mensajes.
- • **Evitar los juicios**: Acepte los sentimientos del paciente sin criticarlo ni moralizarlo.
- • **Adaptar el lenguaje**: utilizar términos sencillos, evitar la jerga médica, asegurarse de que el paciente entiende la información.

- **Respetar el ritmo del paciente**: No obligar al paciente a hablar o participar, y respetar sus momentos de silencio o retraimiento.

Apoyo psicológico en situaciones especiales

1. **Pacientes al final de la vida**

   - **Atención compasiva**: estar presente, escuchar sin reservas, respetar los deseos del paciente en cuanto a su dignidad y comodidad.
   - **Apoyo espiritual**: Facilitar el acceso a un capellán o asesor espiritual si el paciente así lo desea.
   - **Tratamiento del dolor**: colaboración con el equipo para garantizar un alivio óptimo de los síntomas físicos.

2. **Pacientes con trastornos cognitivos**

   - **Comunicación adecuada**: utilice frases cortas, repeticiones y ayudas visuales si es necesario.
   - **Entorno seguro**: Mantener puntos de referencia espaciales y temporales, evitar cambios bruscos de rutina.
   - **Estimulación adecuada**: Ofrezca actividades sencillas que fomenten la estimulación cognitiva sin provocar frustración.

3. **Pacientes adolescentes y adultos jóvenes**

   - **Respeto de la individualidad**: reconocer las necesidades específicas relacionadas con la edad, como el deseo de autonomía e intimidad.
   - **Apoyo a las relaciones sociales**: Ayudar a mantener los vínculos con amigos y compañeros.
   - **Sensibilidad ante las preocupaciones**: Abordar con tacto temas como la imagen corporal, la sexualidad o el futuro profesional.

Coordinación con el equipo multidisciplinar

- **Comunicación eficaz**: compartir con el equipo las observaciones sobre el estado psicológico del paciente, respetando la confidencialidad.
- **Participar en las reuniones del departamento**: Contribuir a los debates sobre el plan de cuidados, proponiendo intervenciones adecuadas.
- **Derivación a profesionales especializados**: Si es necesario, sugiera la intervención de un psicólogo, psiquiatra o trabajador social.

Cuidarse como cuidador

El apoyo psicológico puede ser emocionalmente exigente. Es importante que los cuidadores también se cuiden a sí mismos.

- **Gestión del estrés**: utilizar técnicas de relajación, mantener un equilibrio entre la vida profesional y personal.
- **Supervisión y apoyo**: discutir situaciones difíciles con colegas o superiores, participar en grupos de debate.
- **Formación continua**: formación en técnicas de comunicación, gestión emocional y enfoques terapéuticos pertinentes.

Caso práctico: Apoyo a un paciente deprimido

Un paciente acaba de enterarse de que su enfermedad crónica ha empeorado. Expresa tristeza, dice que se siente inútil y que ha perdido la esperanza.

- **Escucha empática**: el cuidador se sienta cerca del paciente, escucha sin interrumpir y muestra comprensión.

- **Validación de los sentimientos**: "Comprendo que esta noticia sea difícil de aceptar".
- **Expresión alentadora**: "¿Quieres hablar más de ello?".
- **Oferta de apoyo**: "Estoy aquí para ayudarte. Si quieres, puedo hablar con la enfermera para que juntos veamos cómo podemos apoyarte".
- **Seguimiento**: Informa al equipo asistencial de la situación, sugiere un psicólogo.

- Respeto de la dignidad y la intimidad del paciente

El respeto de la dignidad y la intimidad de los pacientes es un valor fundamental de la medicina interna. Es la base ética sobre la que descansa la relación entre el cuidador y el paciente, y es esencial para preservar la integridad física y psicológica del paciente. Como profesional sanitario de primera línea, el auxiliar de enfermería desempeña un papel crucial en la aplicación diaria de este principio. Este capítulo explora las dimensiones del respeto de la dignidad y la intimidad, los retos que se plantean en el entorno hospitalario y las estrategias para integrarlas plenamente en la práctica profesional.

Comprender la dignidad y la intimidad del paciente

La dignidad es un concepto intrínseco a todo ser humano, que refleja su valía, su autoestima y su derecho a ser tratado con consideración. La intimidad, por su parte, engloba el derecho de cada individuo a la confidencialidad, el respeto de su cuerpo y la protección de su información personal. En el entorno hospitalario, estos conceptos cobran especial importancia, ya que los pacientes se encuentran a menudo en situaciones vulnerables, dependientes de los cuidadores para cubrir sus necesidades básicas.

Fundamentos éticos y jurídicos

El respeto de la dignidad y la intimidad se rige por principios éticos y por la legislación. La Carta de los pacientes hospitalizados, por ejemplo, estipula que "toda persona es tratada con respeto. Se respetan sus creencias. Se protegen su intimidad y su tranquilidad". Además, el Código Deontológico de las Profesiones Sanitarias insiste en el secreto profesional, el consentimiento informado y el respeto de los derechos de los pacientes.

Estos principios no son sólo obligaciones legales, sino también compromisos morales que reflejan el humanismo y el cuidado inherentes a la profesión asistencial. Guían al cuidador en sus acciones diarias, garantizando que cada paciente sea tratado como una persona completa, con sus propias necesidades, valores y preferencias.

Prácticas para respetar la dignidad y la intimidad del paciente

1. **Garantizar la confidencialidad de la información**

   ○ **Discreción en los intercambios**: Durante las conversaciones con el paciente, el asistente sanitario debe tener cuidado de no divulgar información sensible en presencia de otros pacientes o del público. Las conversaciones sobre el estado de salud del paciente deben tener lugar en un entorno privado.

   ○ **Proteger los documentos**: Los historiales médicos, las notas de cuidados y la información personal deben guardarse en un lugar seguro. El auxiliar de cuidados debe asegurarse de que los documentos no se dejan a la vista y de que solo pueden acceder a ellos las personas autorizadas.

2. **Preservar la intimidad física**

   ○ **Respeto durante los cuidados corporales**: Durante los cuidados higiénicos, es esencial proteger al máximo la desnudez del paciente.

Utilizar sábanas o toallas para cubrir las partes del cuerpo no tratadas, cerrar cortinas o puertas e informar al paciente de las próximas acciones ayudan a preservar su intimidad.

○ **Pedir el consentimiento**: Antes de realizar cualquier tratamiento o exploración que requiera contacto físico, el asistente sanitario debe explicar el procedimiento y obtener el consentimiento del paciente. Esto refuerza la sensación de control del paciente sobre su propio cuerpo.

3. **Respetar las preferencias y creencias**

○ **Atención personalizada**: adaptar la atención a las preferencias del paciente en cuanto a pudor, cultura o religión. Por ejemplo, algunos pacientes pueden preferir ser atendidos por un profesional de su mismo sexo.

○ **Alimentación y rituales**: tener en cuenta las dietas específicas de los pacientes, sus prácticas religiosas o sus necesidades espirituales, en colaboración con el equipo asistencial.

4. **Mantener la dignidad en situaciones delicadas**

○ **Gestión de la incontinencia**: tratar las situaciones de incontinencia con tacto y rapidez, sin juzgar ni avergonzar al paciente. Garantizar una higiene impecable y total discreción.

○ **Comunicación respetuosa**: Utilizar un lenguaje apropiado, evitando diminutivos o términos infantilizantes. Diríjase a los pacientes por su apellido, a menos que prefieran su nombre de pila, y diríjase a ellos de forma educada a menos que prefieran tutearse.

5. **Fomentar la autonomía y la participación**

  ○ **Fomentar la independencia**: Siempre que sea posible, permita a los pacientes realizar por sí mismos determinadas tareas, como vestirse o alimentarse. Esto refuerza su autoestima y preserva su dignidad.

  ○ **Implicar al paciente en las decisiones**: informar a los pacientes sobre su estado de salud y los cuidados previstos, y respetar sus elecciones y negativas. Los cuidadores deben apoyar a los pacientes en su derecho a hacerse cargo de su propia salud.

6. **Gestión de las visitas y relaciones familiares**

  ○ **Respeto de la intimidad**: Durante las visitas, asegúrese de que el paciente pueda recibir a sus familiares en un entorno propicio a la intimidad. Si se van a prestar cuidados, pregunte al paciente si desea que los visitantes permanezcan presentes o no.

  ○ **Confidencialidad con respecto a los familiares**: Sólo revelar información médica a los familiares con el consentimiento del paciente, respetando el secreto profesional.

Desafíos en el entorno hospitalario

El respeto de la dignidad y la intimidad puede verse puesto a prueba por las limitaciones institucionales, como la escasez de personal, el hacinamiento en las habitaciones compartidas o la urgencia de las situaciones clínicas. Por ello, el auxiliar de enfermería debe mostrar creatividad y sensibilidad para conciliar las exigencias del servicio con el respeto al paciente.

- **Habitaciones dobles o múltiples**: utilice cortinas separadoras, baje la voz al hablar y preste atención a las interacciones entre pacientes para evitar cualquier incomodidad.

- **Situaciones de emergencia**: Incluso en una emergencia, intente preservar la intimidad del paciente en la medida de lo posible, explicándole lo que se le está haciendo y evitando exponerlo innecesariamente.

Repercusiones del respeto de la dignidad y la intimidad de los pacientes

Respetar la dignidad y la intimidad de los pacientes repercute positivamente en su bienestar:

- **Reducción de la ansiedad y el estrés**: Sentirse respetado y protegido reduce la ansiedad asociada a la hospitalización y fomenta un clima de confianza.

- **Mejora de la autoestima**: mantener la dignidad de los pacientes refuerza su sentimiento de autoestima y autonomía.

- **Mejor colaboración en la atención**: un paciente respetado tiene más probabilidades de participar activamente en su atención, comunicarse abiertamente y seguir las recomendaciones médicas.

- **Mayor satisfacción**: el respeto de la dignidad y la intimidad es un indicador clave de la calidad de la atención percibida por los pacientes.

Las competencias relacionales del asistente

Para garantizar el respeto de la dignidad y la intimidad, los auxiliares de cuidados deben desarrollar ciertas habilidades interpersonales:

- **Empatía**: ponerse en el lugar del paciente, comprender sus emociones y necesidades.

- **Comunicación asertiva**: expresar la información de forma clara y respetuosa, escuchando al mismo tiempo las reacciones del paciente.

- **Discreción**: reservarse la información sensible, evitar conversaciones inapropiadas en presencia de otras personas.

- **Observación**: Detectar signos de malestar, incomodidad o malestar en el paciente, y adaptar su enfoque en consecuencia.

Formación y sensibilización permanentes

La formación continua es esencial para mantener un alto nivel de competencia en el respeto de la dignidad y la intimidad:

- **Talleres y seminarios**: Participe en cursos de formación sobre ética, comunicación y gestión de situaciones delicadas.

- **Supervisión e intercambios**: debatir los retos encontrados con colegas y superiores jerárquicos, compartir buenas prácticas.

- **Autoevaluación**: reflexione sobre su propia práctica, identifique las áreas de mejora y esté abierto a comentarios constructivos.

Casos prácticos para ilustrar los principios

1. **Cuidados higiénicos para un paciente modesto**
   El Sr. Dupont, de 65 años, tiene que someterse a un lavado

completo en la cama. Expresó su malestar ante la idea de estar desnudo delante del personal de enfermería.

    ◦ **Actuación del asistente**: Antes de empezar, el asistente explica con calma cómo se llevará a cabo el tratamiento, asegura al Sr. Dupont que se respetará su intimidad y se ofrece a cubrir con una toalla las zonas que no se hayan lavado. Cierra la puerta y corre las cortinas para garantizar la confidencialidad.

2. **Conversación confidencial en una habitación compartida**

La Sra. Martin quiere hablar de lo que le preocupa sobre su diagnóstico, pero comparte habitación con otra paciente.

    ◦ **Solución**: El cuidador sugiere a la Sra. Martin que la acompañe a una zona más privada, como una consulta o un rincón tranquilo de la sala, donde pueda hablar libremente.

• Gestión de pacientes difíciles o al final de la vida

El manejo de pacientes difíciles o en fase terminal es un reto importante para los profesionales sanitarios de medicina interna. Estas situaciones requieren no sólo habilidades técnicas, sino también una gran sensibilidad, empatía y capacidad para comunicarse de forma eficaz. El auxiliar de enfermería, en virtud de su proximidad al paciente, desempeña un papel crucial a la hora de proporcionar orientación y apoyo, contribuyendo a mejorar la calidad de los cuidados y el bienestar del paciente. Este capítulo explora estrategias y enfoques para gestionar estas situaciones complejas con profesionalidad y humanidad.

Comprender a los pacientes difíciles

Los pacientes difíciles pueden mostrar un comportamiento agresivo, hostil, ansioso o poco colaborador. Estas actitudes pueden ser el resultado de diversos factores:

- **Dolor o malestar** físico: El sufrimiento puede provocar irritabilidad o agitación.
- **Ansiedad y miedo**: El miedo a la enfermedad, a los procedimientos médicos o a lo desconocido puede provocar reacciones defensivas.
- **Trastornos psiquiátricos**: Afecciones como la depresión, la esquizofrenia o el trastorno bipolar pueden influir en el comportamiento.
- **Antecedentes personales**: las experiencias negativas previas con el sistema sanitario pueden afectar a la confianza del paciente.
- **Aislamiento social o familiar**: la falta de apoyo puede exacerbar los sentimientos de vulnerabilidad.

Enfoques para el manejo de pacientes difíciles

1. **Mantener una actitud tranquila y profesional**

   - **Controlar las propias emociones**: Mantener la calma ante la agresividad o frustración de un paciente evita que la situación se agrave.
   - **Utilice un tono de voz tranquilizador**: Hable en voz baja y clara para tranquilizar al paciente.
   - **Adopte una postura abierta**: esté disponible y escuche activamente sin juzgar.

2. **Establecer una comunicación eficaz**

   - **Escucha activa**: Permitir que el paciente exprese sus preocupaciones sin interrupción, mostrando empatía.

- ○ **Aclarar los malentendidos**: comprobar la comprensión mutua, reformular lo que ha dicho el paciente para asegurarse de que se siente escuchado.
- ○ **Facilitar información clara**: explicar de forma comprensible los procedimientos, tratamientos y motivos de la asistencia.

3. Reconocer y validar los sentimientos del paciente

- ○ **Empatía**: Reconocer la angustia del paciente diciéndole, por ejemplo: "Comprendo que esta situación sea difícil para usted".
- ○ **Evite la confrontación**: No contradiga ni minimice los sentimientos del paciente, aunque parezcan desproporcionados.

4. Implicar al paciente en la asistencia

- ○ **Fomentar la autonomía**: permitir que los pacientes participen en las decisiones sobre su atención para reforzar su sensación de control.
- ○ **Ofrecer opciones**: Ofrecer opciones siempre que sea posible, incluso para pequeñas decisiones como el orden de atención.

5. Colaboración con el equipo asistencial

- ○ **Compartir información**: informar al equipo de las dificultades encontradas, los factores desencadenantes identificados y las estrategias eficaces.
- ○ **Planificar intervenciones coordinadas**: Desarrollar un plan de cuidados personalizado para satisfacer las necesidades específicas del paciente.
- ○ **Recurra a profesionales especializados**: si es necesario, pida la intervención de un psicólogo, un psiquiatra o un mediador.

6. **Garantizar su propia seguridad y la de los demás**

- **Respete los protocolos de seguridad**: en caso de agresión física, mantenga una distancia de seguridad y disponga de una salida despejada.
- **Pide ayuda**: no dudes en pedir ayuda a tus compañeros o al personal de seguridad si la situación lo requiere.
- **Formación en gestión de crisis**: Participe en cursos de formación sobre gestión de comportamientos agresivos.

Apoyo a los pacientes al final de la vida

Los pacientes al final de la vida requieren una atención especial, centrada en el alivio de los síntomas, el apoyo emocional y el respeto de sus deseos. Los cuidadores desempeñan un papel esencial en este proceso.

Principios de los cuidados paliativos

- **Aliviar el dolor y los síntomas**: colaborar con el equipo para garantizar un confort óptimo, vigilando e informando de los signos de dolor, disnea o ansiedad.
- **Respetar los deseos del paciente**: conocer y respetar las voluntades anticipadas y los deseos relativos a los cuidados y al final de la vida.
- **Ofrezca una presencia reconfortante**: Estar presente, escuchar, tocar suavemente puede aportar un gran consuelo.

Enfoques para apoyar a los pacientes al final de la vida

1. **Comunicación empática**

- **Escuchar**: permitir que los pacientes expresen sus temores, pesares y esperanzas.
- **Apoyo verbal**: Utiliza frases alentadoras, evita las falsas esperanzas y mantente positivo.

○ **Silencio respetuoso**: A veces, el silencio compartido es más significativo que las palabras.

2. Apoyo espiritual y cultural

○ **Respetar las creencias**: Facilitar el acceso a recursos espirituales o religiosos si el paciente así lo desea.
○ **Integrar rituales**: permitir prácticas culturales o espirituales que aporten consuelo.

3. Participación de familiares y amigos

○ **Facilitar las visitas**: Organizar horarios o espacios para que los familiares puedan estar presentes.
○ **Apoyo a los familiares**: escucharles, informarles de la evolución de la situación, orientarles en su papel con el paciente.
○ **Favorecer los intercambios**: Fomentar los momentos de intimidad para las despedidas o los intercambios significativos.

4. Control de los síntomas no dolorosos

○ **Confort físico**: mantener una buena higiene, prevenir las escaras, garantizar una posición cómoda.
○ **Vigilancia de los signos**: observación de los cambios en el estado del paciente para ajustar los cuidados en consecuencia.

5. Respeto de la dignidad

○ **Preservar la intimidad**: seguir respetando el cuerpo del paciente, incluso en los últimos momentos.
○ **Valorar a la persona**: reconocer su historia, sus valores y sus logros.

6. Cuidarse como cuidador

- ○ **Reconocer sus propias emociones**: Aceptar que cuidar de alguien al final de la vida puede ser difícil.
- ○ **Busque apoyo**: hable con colegas, participe en grupos de debate o supervisión.
- ○ **Equilibrio personal**: Mantén una rutina relajante fuera del trabajo para garantizar tu bienestar.

Retos específicos y estrategias de adaptación

- • **Gestión de la angustia mental**: algunos pacientes pueden expresar angustia existencial. Es fundamental escuchar y validar sus sentimientos.
- • **Pacientes sin familia**: Proporcionar una presencia aún mayor, trabajando con voluntarios o asociaciones cuando sea posible.
- • **Situaciones éticas complejas**: El tratamiento de las solicitudes de eutanasia o de denegación de cuidados requiere la referencia a los protocolos y leyes vigentes, así como la participación del equipo multidisciplinar.

Caso práctico: Apoyo a un paciente al final de la vida

La Sra. L., de 78 años, está hospitalizada por una insuficiencia cardiaca terminal. Expresa su miedo a morir y su pesar por no haber vuelto a ver a su hijo, con el que mantiene un conflicto.

- • **El enfoque del cuidador** :

  - ○ **Escucha empática**: Deja que la Sra. L. exprese sus sentimientos, sin juzgarla ni presionarla.
  - ○ **Apoyo emocional**: asegúreles que es normal sentir esas emociones, ofrézcales consuelo.
  - ○ **Ofrézcale ayuda**: Pregúntale si quiere que el equipo se ponga en contacto con su hijo, respetando su decisión.

- **Colaboración con el equipo**: Informar a la enfermera de referencia para que se pueda considerar el apoyo psicológico.

Capítulo 5

Gestión de emergencias

- Reconocer los signos clínicos de alerta

La capacidad de reconocer signos clínicos de alarma es una habilidad esencial para los celadores de medicina interna. Esta capacidad permite la detección precoz de un posible deterioro del estado de salud de los pacientes, facilitando así la rápida intervención del equipo médico. Al estar atento a los cambios sutiles o repentinos en los parámetros clínicos y el comportamiento de los pacientes, el auxiliar de enfermería contribuye significativamente a prevenir complicaciones graves y a mejorar el pronóstico.

La importancia de la vigilancia clínica

Los pacientes hospitalizados en Medicina Interna presentan a menudo patologías complejas y pueden sufrir rápidas fluctuaciones en su estado de salud. El reconocimiento precoz de los signos de alarma es crucial para evitar un empeoramiento de los síntomas, una parada cardiaca, un shock séptico u otras situaciones críticas. El auxiliar de enfermería, por su presencia constante con los pacientes, está en primera línea para observar estos signos y alertar rápidamente al equipo asistencial.

Señales de advertencia

1. **Cambios de consciencia**

   Un cambio repentino en el nivel de conciencia es un importante signo de alerta. Esto incluye somnolencia inusual, confusión, agitación, alteración de la orientación o pérdida de conciencia. Por ejemplo, un paciente previamente alerta que de repente se vuelve letárgico o no responde a estímulos verbales requiere atención inmediata.

2. **Anomalías de los signos vitales**

   ○ **Frecuencia cardiaca**: La taquicardia (frecuencia cardiaca superior a 100 latidos por minuto) o la bradicardia (inferior a 60 latidos por minuto) pueden indicar un problema cardiaco, una hemorragia o una reacción al fármaco.

- **Tensión arterial**: la hipotensión (tensión arterial baja) puede indicar shock, deshidratación o hemorragia. La hipertensión grave puede provocar complicaciones cardiovasculares o neurológicas.
- **Frecuencia respiratoria**: La taquipnea (respiración rápida) o la bradipnea (respiración lenta) pueden indicar dificultad respiratoria, acidosis metabólica o intoxicación.
- **Saturación de oxígeno**: Un descenso de la saturación de oxígeno por debajo del 90% es motivo de preocupación y requiere una intervención para prevenir la hipoxia tisular.
- **Temperatura corporal**: una fiebre alta puede indicar una infección grave, mientras que la hipotermia puede indicar un shock o una exposición prolongada al frío.

3. **Dolor repentino e intenso**
La aparición de un dolor agudo, sobre todo si se localiza en el pecho, el abdomen o la cabeza, debe tomarse en serio. Por ejemplo, el dolor torácico constrictivo puede ser un signo de infarto de miocardio, que requiere tratamiento urgente.

4. **Signos de dificultad respiratoria**
La dificultad para respirar, la disnea, las sibilancias, la cianosis (coloración azulada de los labios o las extremidades) o el uso de los músculos accesorios de la respiración son indicadores de una posible insuficiencia respiratoria u obstrucción de las vías respiratorias.

5. **Cambios neurológicos**
La aparición repentina de debilidad muscular, parálisis, problemas del habla, convulsiones o pérdida de sensibilidad puede indicar un ictus o un ataque epiléptico.

6. Anomalías en la orina o las heces

La retención urinaria, la anuria (ausencia de orina), la presencia de sangre en la orina (hematuria) o en las heces (melena) son signos de alerta importantes. Del mismo modo, una diarrea grave puede provocar una deshidratación rápida.

7. Signos cutáneos molestos

La aparición repentina de erupciones cutáneas, urticaria, enrojecimiento extenso o angioedema (hinchazón de la cara, labios y lengua) puede ser señal de una reacción alérgica grave, como un shock anafiláctico.

8. Signos de hemorragia

Cualquier hemorragia intensa, externa o interna (hematemesis, hemorragia rectal), debe tratarse como una urgencia. Los hematomas espontáneos o las petequias pueden indicar trastornos de la coagulación.

9. Cambios en el estado general

Fatiga extrema, palidez marcada, sudores fríos, malestar inexplicable o una sensación de "mal presentimiento" expresada por el paciente son señales que no deben pasarse por alto.

10. Cambios de comportamiento

Agitación psicomotora, alucinaciones, comportamiento inusual o agresivo pueden ser signos de delirio, hipoglucemia o encefalopatía.

El papel activo del asistente

El auxiliar de enfermería debe adoptar una actitud proactiva para detectar estas señales de alarma:

- **Observación continua**: aprovechar las interacciones cotidianas (aseo, comidas, movilización) para evaluar el estado del paciente.

- **Escuchar atentamente**: Tener en cuenta las quejas del paciente, aunque parezcan inofensivas. A veces, un simple "no me encuentro bien" puede preceder a un deterioro clínico.
- **Medición periódica de parámetros**: toma de constantes vitales según protocolos y repetición de mediciones en caso de anomalías.
- **Documentación rigurosa**: Anote con precisión las observaciones en el historial del paciente, indicando la hora y los valores exactos.
- **Comunicación inmediata**: comunique sin demora cualquier anomalía a la enfermera o al médico. Es mejor alertar a alguien de una falsa alarma que pasar por alto un signo crítico.

Colaboración con el equipo asistencial

La comunicación eficaz con el equipo es esencial:

- **Comunicación verbal clara**: al cambiar de equipo, comparta la información pertinente, haciendo hincapié en los signos de alerta observados.
- **Participar en reuniones**: contribuir a los debates sobre las condiciones de los pacientes, aportando observaciones concretas.
- **Cumplimiento de los protocolos de emergencia**: conocer los procedimientos a seguir en caso de situación crítica (llamar al médico, prestar primeros auxilios).

Formación y actualización de conocimientos

Para ser eficaz en el reconocimiento de las señales de alarma, el auxiliar de enfermería debe :

- **Formación periódica**: Asistir a cursos de formación sobre urgencias, patologías comunes de medicina interna y primeros auxilios.

- **Actualice sus conocimientos**: manténgase al día de las nuevas recomendaciones, protocolos institucionales y avances médicos.
- **Autoevaluación**: reflexionar sobre su práctica, identificar las áreas de mejora y buscar la opinión del equipo.

Casos especiales

- **Pacientes de edad avanzada**: Los signos de alarma pueden ser atípicos en los ancianos. La confusión repentina puede ser el único signo de infección o infarto.
- **Pacientes no comunicativos**: En los pacientes afásicos o inconscientes, la observación de los signos no verbales (expresiones faciales, movimientos, reacciones fisiológicas) es esencial.
- **Pacientes con deterioro cognitivo**: Los pacientes con demencia pueden tener dificultades para expresar sus síntomas. Los cambios de comportamiento o de apetito pueden indicar un problema médico.

La importancia de la capacidad de respuesta

Una actuación rápida puede salvar vidas. El auxiliar de enfermería debe :

- **No lo dude**: en caso de duda, notifique siempre una avería.
- **Seguir protocolos**: Aplicar procedimientos de emergencia, garantizar la seguridad del paciente (posición lateral, administrar oxígeno si está autorizado).
- **Mantener la calma**: Mantener la calma para actuar con eficacia, tranquilizando al paciente y a sus familiares.

- Protocolos de emergencia y procedimientos internos

El dominio de los protocolos de urgencia y de los procedimientos internos es una competencia esencial para los celadores de medicina interna. En un entorno en el que los pacientes presentan a menudo patologías complejas y en el que las situaciones pueden cambiar rápidamente, un conocimiento preciso de estos protocolos permite responder eficazmente a las urgencias, garantizar la seguridad de los pacientes y contribuir al buen funcionamiento del servicio. Este capítulo explora la importancia de estos protocolos, los principales tipos de urgencias que se pueden encontrar y las funciones específicas de los auxiliares sanitarios en su aplicación.

La importancia de los protocolos de emergencia y los procedimientos internos

Los protocolos de emergencia son directrices preestablecidas que describen las medidas que deben tomarse en situaciones críticas. Su objetivo es estandarizar las respuestas, reducir los errores y garantizar una atención rápida y coordinada. Los procedimientos internos proporcionan un marco para las prácticas cotidianas, las responsabilidades individuales y los procesos administrativos dentro de la organización sanitaria.

Para el auxiliar de enfermería, el conocimiento de estos protocolos es esencial por varias razones:

- **Reactividad ante emergencias**: ser capaz de identificar una situación de emergencia y tomar las medidas adecuadas sin demora.
- **Seguridad del paciente**: Garantizar que los procedimientos llevados a cabo cumplen las mejores prácticas y las normas institucionales.
- **Colaboración eficaz**: Facilitar la comunicación y la coordinación con el equipo asistencial utilizando un lenguaje común y procedimientos compartidos.

111

- **Responsabilidad profesional**: Cumplir con las obligaciones legales y éticas, actuando dentro del marco definido por el establecimiento.

Principales tipos de urgencias en medicina interna

1. **Parada cardiopulmonar (RCP)**

   - **Reconocimiento**: Ausencia de consciencia, respiración normal y pulso palpable.
   - **Acción inmediata**:
     - **Alerta**: Llamar inmediatamente al equipo de reanimación o activar el sistema de alerta interna (código azul).
     - **Reanimación cardiopulmonar (RCP)**: Inicie las compresiones torácicas según los protocolos vigentes, mientras espera la llegada del equipo especializado.
     - **Uso del desfibrilador externo automático (DEA)**: Si se dispone de él y se ha recibido formación para su uso, siga las instrucciones del dispositivo.
   - **Papel del auxiliar de cuidados** : Garantizar la seguridad de la escena, realizar reanimación cardiopulmonar básica, ayudar a preparar el equipo, apoyar al equipo durante la operación.

2. **Dificultad respiratoria aguda**

   - **Signos** clínicos: Disnea grave, cianosis, taquipnea, uso de músculos accesorios, baja saturación de oxígeno.
   - **Acción inmediata**:
     - **Colocación del paciente**: Coloque al paciente en posición sentada o semisentada para facilitar la respiración.
     - **Administrar oxígeno**: Si está autorizado y prescrito, instaurar la oxigenoterapia adecuada.

- **Alertar al equipo médico**: Informar rápidamente a la enfermera y al médico.
○ **Papel del auxiliar de cuidados** : Controlar las constantes vitales, tranquilizar al paciente, preparar el material necesario para el equipo (nebulizador, succión).

3. Hipoglucemia grave

○ **Signos** clínicos: Confusión, sudoración, temblores, convulsiones, pérdida de conciencia.
○ **Acción inmediata**:
  - **Medición de la glucemia capilar**: confirmación del diagnóstico.
  - **Administrar azúcar**: Si el paciente está consciente, darle una bebida azucarada o comprimidos de glucosa.
  - **En caso de inconsciencia**: No administrar nada por vía oral, colocar al paciente en decúbito lateral.
  - **Alerta**: Informar a la enfermera para que se preste atención médica urgente.
○ **Papel del auxiliar de cuidados** : Controlar al paciente, prevenir complicaciones, preparar el equipo para cualquier inyección de glucagón.

4. Reacción alérgica aguda (anafilaxia)

○ **Signos** clínicos: Erupción cutánea, angioedema, dificultades respiratorias, hipotensión, taquicardia.
○ **Acción inmediata**:
  - **Interrumpir la exposición al alérgeno**: Detener cualquier infusión sospechosa.
  - **Alerte inmediatamente**: Avisar al equipo médico.
  - **Colocar al paciente**: Tumbado con las piernas elevadas si hay hipotensión, o en posición semisentada si hay disnea.

- ○ **Papel del auxiliar de cuidados** : Controlar las constantes vitales, preparar el material de emergencia (adrenalina, oxígeno), tranquilizar al paciente.

5. Caída o traumatismo

- ○ **Acción inmediata**:
  - ▪ **Evalúe el estado del paciente**: Comprueba la consciencia, lesiones aparentes.
  - ▪ **No movilice al paciente innecesariamente**: Si se sospecha de traumatismo, evite mover al paciente.
  - ▪ **Alerta**: Informar a la enfermera y al médico.
- ○ **Papel del auxiliar de cuidados** : Proteger al paciente, aplicar primeros auxilios si es necesario, documentar el incidente según los procedimientos internos.

Procedimientos internos y papel del asistente

1. Notificación de acontecimientos adversos

- ○ **Importancia**: contribuye a mejorar la calidad de la asistencia y a evitar que se repitan incidentes.
- ○ **Procedimiento**:
  - ▪ **Documenta el suceso**: Describe con precisión los hechos, la hora y los testigos.
  - ▪ **Utilizar formularios específicos**: De acuerdo con las directrices de la escuela.
  - ▪ **Transmisión a la dirección**: Informar al ejecutivo sanitario o al consultor de calidad.
- ○ **Papel del asistente de cuidados** : Estar atento y no dudar en informar de cualquier incidente, por pequeño que sea.

2. Gestión de las infecciones nosocomiales

- **Aplicación de protocolos de higiene**: lavado de manos, uso de equipos de protección individual, cumplimiento de las precauciones estándar y adicionales.
- **Seguimiento de los pacientes de riesgo**: identificación de los signos de infección, cumplimiento de las medidas de aislamiento.
- **Participar en cursos de formación**: mantenerse al día de las actualizaciones de los protocolos.
- **El papel del auxiliar de enfermería** : Desempeñar un papel activo en la prevención de infecciones, sensibilizando a pacientes y visitantes.

3. Gestión de la medicación

- **Cumplimiento de los circuitos de medicamentos**: almacenamiento, preparación, administración (en función de la función).
- **Comprobación de las fechas de caducidad**: compruebe periódicamente los medicamentos y productos sanitarios.
- **Asegurar las existencias**: garantizar que los medicamentos se almacenan en condiciones adecuadas.
- **Funciones del auxiliar de cuidados** : Ayudar a preparar los carros de asistencia, informar de cualquier anomalía, cumplir las normas de trazabilidad.

4. Evacuación en caso de emergencia grave

- **Conocimiento del plan de evacuación**: ubicación de las salidas de emergencia, extintores y puntos de reunión.

- ○ **Participar en simulacros**: entrenarse periódicamente para estar preparado en caso de catástrofe real.
- ○ **Asistir a los pacientes**: Ayudar a evacuar a los pacientes de acuerdo con las prioridades y las instrucciones de seguridad.
- ○ **Papel del asistente de cuidados** : Actuar con calma y eficacia, coordinarse con el equipo, velar por la seguridad de los pacientes vulnerables.

Formación y actualización de conocimientos

Dominar los protocolos de emergencia y los procedimientos internos requiere una formación continua:

- • **Asistir a sesiones de formación**: obligatorias u optativas, organizadas por la escuela.
- • **Familiarícese con los protocolos escritos**: lea regularmente documentos, avisos y manuales.
- • **Simulaciones y ejercicios prácticos**: participación en juegos de rol para reforzar las competencias.
- • **Debates con el equipo**: Discusión de casos concretos, comentarios y posibles mejoras.

Responsabilidades jurídicas y éticas

Los auxiliares sanitarios deben seguir protocolos de :

- • **Garantizar una asistencia segura**: evitar errores que puedan poner en peligro al paciente.
- • **Proteja su responsabilidad profesional**: en caso de incidente, sea capaz de demostrar el cumplimiento de los procedimientos.
- • **Contribuir a la calidad del servicio**: participar en la mejora continua de las prácticas.

Trabajar con el equipo multidisciplinar

- **Comunicación eficaz**: transmitir la información con claridad y precisión, utilizando un vocabulario adecuado.
- **Respetar los papeles**: conocer los límites de tus competencias, saber cuándo y a quién delegar o remitir.
- **Espíritu de equipo**: trabajar en sinergia con enfermeros, médicos y otros profesionales.

Casos prácticos para ilustrar los protocolos

1. **Hipotensión súbita en un paciente**

   ○ **Observación**: El paciente presenta mareos, palidez y sudor frío.
   ○ **Actuaciones del auxiliar de cuidados** :
      - Acueste al paciente en decúbito supino, elevando las piernas.
      - Mídase la tensión arterial y anote los valores.
      - Avise inmediatamente a la enfermera.
      - Permanezca con el paciente para tranquilizarle y vigilar su evolución.

2. **Detectar un error de medicación**

   ○ **Observación**: Se colocó inadvertidamente en la mesilla de noche un medicamento destinado a otro paciente.
   ○ **Actuaciones del auxiliar de cuidados** :
      - Retire el medicamento inmediatamente.
      - Informa a la enfermera o al responsable sanitario.

- Documente el incidente de acuerdo con el procedimiento interno.
- Participar en el análisis del suceso para evitar que se repita.

- El papel del auxiliar de enfermería durante las intervenciones críticas

En el exigente campo de la medicina interna, las intervenciones críticas son situaciones de emergencia que requieren una respuesta rápida, coordinada y eficaz del equipo sanitario. El auxiliar de enfermería, aunque a menudo se percibe como un actor secundario, desempeña un papel esencial en estos momentos decisivos. Su conocimiento de los protocolos, su proximidad al paciente y su capacidad para actuar bajo presión hacen de él un eslabón indispensable en la cadena asistencial. Este capítulo profundiza en el papel del auxiliar sanitario durante las intervenciones críticas, destacando sus responsabilidades, sus competencias específicas y el impacto de sus acciones en el pronóstico del paciente.

Comprender las intervenciones críticas

Las intervenciones críticas abarcan todas las situaciones en las que la vida del paciente está en peligro inmediato y es crucial una atención rápida. Esto incluye la parada cardiorrespiratoria, el shock hemorrágico, la dificultad respiratoria aguda, las reacciones anafilácticas, los accidentes cerebrovasculares, los ataques epilépticos graves y muchas otras emergencias médicas. Estas situaciones requieren la movilización inmediata del equipo asistencial, una comunicación eficaz y la aplicación rigurosa de los protocolos de emergencia.

Preparación y vigilancia diaria

El papel del asistente sanitario en las intervenciones críticas comienza mucho antes de que se produzca la emergencia. Su vigilancia diaria, su profundo conocimiento de los pacientes y su capacidad para reconocer las señales de alarma permiten a menudo prevenir o tratar más rápidamente las situaciones críticas.

- **Vigilancia atenta**: Al estar en contacto permanente con los pacientes, los auxiliares asistenciales observan cambios sutiles en su estado de salud. Un cambio de consciencia, unas constantes vitales anómalas, una agitación inexplicable o quejas inusuales pueden ser los primeros signos de un rápido deterioro.

- **Conocimiento del historial del paciente**: Conocer las patologías y riesgos específicos de cada paciente permite al asistente sanitario anticiparse a posibles complicaciones. Por ejemplo, un paciente cardiaco con dolores torácicos necesita atención inmediata.

- **Dominio de los protocolos**: la familiaridad con los procedimientos de emergencia y los protocolos internos garantiza una respuesta adecuada en caso de crisis. Los auxiliares sanitarios deben recibir formación periódica en primeros auxilios, reanimación cardiopulmonar (RCP) y uso de equipos de emergencia.

Actuación inmediata en caso de intervención crítica

Cuando surge una situación crítica, el auxiliar de enfermería interviene de forma proactiva y coordinada con el equipo asistencial. Sus acciones inmediatas pueden marcar la diferencia entre la vida y la muerte.

1. **Detección y alerta**

   - **Reconocer una emergencia**: Identifique rápidamente la gravedad de la situación, ya sea una pérdida de consciencia, falta de respiración, hemorragia masiva o cualquier otro signo crítico.

   - **Alertar al equipo**: Utilizar los medios de comunicación adecuados para informar inmediatamente a la enfermera responsable y al médico. En algunos establecimientos, esto puede implicar la activación de un código de emergencia específico (por ejemplo, código azul para parada cardiorrespiratoria).

2. Procedimientos de primeros auxilios

- **Reanimación básica**: si está formado y autorizado, el cuidador puede iniciar la reanimación cardiopulmonar mientras espera la llegada del equipo médico. Esto incluye compresiones torácicas y, si es posible, respiración boca a boca o el uso de un desfibrilador externo automático (DEA).

- **Asistencia vital**: Despejar la vía aérea, colocar al paciente en decúbito lateral en caso de convulsiones o vómitos, controlar la hemorragia externa mediante compresión directa.

- **Asegurar el entorno**: asegurarse de que el paciente se encuentra en un lugar accesible, despejar obstáculos, evitar caídas o lesiones mayores.

3. Apoyo al equipo médico

- **Preparar el equipo**: traer el carro de urgencias, preparar el equipo necesario (oxígeno, equipo de infusión, medicamentos de urgencia).

- **Colaboración activa**: seguir las instrucciones de la enfermera y el médico, ayudar en las maniobras de reanimación avanzada, proporcionar información relevante sobre el paciente (historial, acontecimientos previos a la urgencia).

○ **Gestión del entorno**: Mantener alejados a otros pacientes o visitantes para garantizar la intimidad del paciente en apuros, al tiempo que se mantiene un entorno propicio para la intervención.

Apoyo psicológico y comunicación

Además de realizar tareas técnicas, el auxiliar de enfermería proporciona un apoyo psicológico esencial, tanto al paciente como a los familiares presentes.

- **Tranquilice al paciente**: Si el paciente está consciente, háblele con calma, explíquele lo que está ocurriendo y anímele a mantener la calma.

- **Trato con los familiares**: Informar a los familiares de manera empática, invitándoles a esperar en un lugar adecuado, respetando los protocolos de confidencialidad.

- **Comunicarse con el equipo**: transmitir la información con claridad, informar de cualquier cambio en el estado del paciente, actuar como enlace eficaz entre las distintas personas implicadas.

Después de la operación crítica

Una vez estabilizada la situación, el papel del auxiliar de enfermería continúa en el seguimiento y la continuidad de los cuidados.

- **Seguimiento estrecho**: Seguir observando al paciente para detectar cualquier recidiva o complicación, medir las constantes vitales según las instrucciones.

- **Documentación**: Participar en la redacción del informe del incidente, anotando las medidas adoptadas, los tiempos y las observaciones pertinentes.

- **Apoyo moral**: estar al lado de los pacientes que puedan estar angustiados por el suceso, ofrecer un oído atento, facilitar la comunicación con el equipo médico.

- **Debriefing**: Participar en reuniones de equipo para analizar la intervención, identificar los puntos fuertes y las áreas de mejora, y contribuir al aprendizaje colectivo.

Formación continua y preparación

La competencia de los cuidadores en intervenciones críticas se basa en una sólida formación y en la actualización periódica de sus conocimientos.

- **Formación específica**: Participar en cursos de formación en reanimación cardiopulmonar, gestión de emergencias y uso de equipos de emergencia.

- **Simulaciones**: Participar en ejercicios prácticos y juegos de rol para reforzar los reflejos y la coordinación en equipo.

- **Conocimiento de protocolos**: mantenerse al día de las actualizaciones de los protocolos internos y de las nuevas recomendaciones médicas.

Ética y responsabilidades

Durante las intervenciones críticas, el auxiliar de enfermería debe actuar de acuerdo con los principios éticos y los límites de su función.

- **Respetar las competencias**: Intervenir en el ámbito de sus atribuciones, sin invadir actos reservados a enfermeros o médicos, salvo en casos de necesidad vital y dentro de los límites de las competencias adquiridas.

- **Confidencialidad**: proteger la información del paciente y evitar su divulgación no autorizada, incluso en situaciones de estrés.

- **Profesionalidad**: Mantener la calma, controlar las emociones, ejercer el buen juicio y la compostura.

Impacto en el paciente y el equipo

El papel del asistente sanitario durante las intervenciones críticas tiene un impacto significativo en el paciente y en la dinámica del equipo.

- **Para el paciente**: Una intervención rápida y adecuada aumenta las posibilidades de supervivencia, reduce el riesgo de secuelas y contribuye a la recuperación.

- **Para el equipo**: El auxiliar de enfermería facilita el trabajo de las enfermeras y los médicos, favorece la intervención coordinada y refuerza la cohesión y la eficacia colectiva.

- **Para el cuidador**: Estas experiencias, aunque estresantes, también son gratificantes. Te permiten desarrollar tus capacidades, ganar confianza y reforzar tu sentido del logro profesional.

Retos y gestión del estrés

Las intervenciones críticas pueden ser una fuente de estrés intenso para los auxiliares asistenciales.

- **Gestión del estrés**: aprender a gestionar las emociones, utilizar técnicas de respiración, prepararse mentalmente para situaciones de emergencia.

- **Apoyo del equipo**: no dude en compartir sus sentimientos con sus compañeros y participe en sesiones de información psicológica si es necesario.

- **Equilibrio personal**: cuide su bienestar fuera del trabajo, participe en actividades relajantes, mantenga un estilo de vida saludable.

- Gestión del estrés en situaciones de emergencia

La capacidad de gestionar el estrés en situaciones de emergencia es una habilidad esencial para los celadores de medicina interna. Las urgencias médicas son momentos de intensa tensión en los que cada segundo cuenta y en los que la calidad de la respuesta puede tener un impacto directo en la vida del paciente. Si no se controla, el estrés puede perjudicar el rendimiento, la toma de decisiones y la comunicación, comprometiendo la eficacia de la respuesta. Este capítulo explora los mecanismos del estrés en el contexto de las emergencias, las estrategias para gestionarlo eficazmente y la importancia de esta habilidad para el bienestar profesional y la calidad de la asistencia.

Comprender el estrés en situaciones de emergencia

El estrés es una reacción fisiológica y psicológica normal ante una amenaza o presión. En una situación de emergencia, el cuerpo desencadena una respuesta de "lucha o huida", liberando hormonas como la adrenalina y el cortisol. Estas sustancias preparan al organismo para reaccionar con rapidez, aumentando el estado de alerta, la frecuencia cardiaca y la tensión muscular. Sin embargo, el estrés excesivo o mal gestionado puede tener efectos negativos:

- **Deterioro de la función cognitiva**: dificultad para concentrarse, problemas de memoria, toma de decisiones impulsiva.
- **Reacciones emocionales intensas**: ansiedad, irritabilidad, sentimientos de impotencia.
- **Manifestaciones físicas**: Temblores, sudoración, palpitaciones, trastornos digestivos.

Al comprender estos mecanismos, los cuidadores pueden reconocer sus propias reacciones al estrés y aplicar estrategias para gestionarlas.

La importancia de la preparación y la formación

Una preparación adecuada es el primer paso hacia una gestión eficaz del estrés. La confianza en las propias capacidades y la familiaridad con los procedimientos de emergencia reducen la ansiedad y mejoran el rendimiento.

- **Formación continua**: asistir periódicamente a cursos de formación sobre protocolos de emergencia, reanimación cardiopulmonar y uso de equipos de emergencia.
- **Simulaciones** prácticas: participar en juegos de rol para reforzar los reflejos, la coordinación del equipo y la confianza en uno mismo.
- **Conocimiento de los protocolos**: mantenerse al día de las actualizaciones de los procedimientos internos, los planes de evacuación y los números de emergencia.

Técnicas de gestión del estrés antes de una emergencia

- **Preparación mental**: visualizar las posibles situaciones de emergencia, anticipar las acciones a realizar, familiarizarse mentalmente con los procedimientos.
- **Estilo de vida**: Mantenga una dieta equilibrada, duerma lo suficiente y haga ejercicio con regularidad para aumentar la resistencia al estrés.
- **Relajación y meditación**: practique técnicas de relajación, respiración profunda o meditación para reducir los niveles generales de estrés.

Gestión del estrés durante una emergencia

1. **Control de la respiración**
   La respiración es una poderosa herramienta para controlar el estrés en tiempo real. En caso de emergencia :

- ○ **Respiración profunda**: inspire lentamente por la nariz y espire por la boca, lo que ayuda a reducir el ritmo cardíaco y la tensión muscular.
- ○ **Coherencia cardiaca**: adoptar un ritmo respiratorio regular para estabilizar las emociones y mejorar la claridad mental.

2. Centrarse en la tarea

- ○ **Céntrate en el presente**: Céntrate en las acciones inmediatas que hay que emprender, sin distraerte con las posibles consecuencias.
- ○ **Desglosar las acciones**: Divida las tareas complejas en pasos sencillos para evitar agobios.

3. Comunicación eficaz

- ○ **Uso de un lenguaje claro**: expresarse de forma concisa con el equipo, utilizar códigos o protocolos de comunicación normalizados.
- ○ **Escucha activa**: prestar atención a las instrucciones de los compañeros, comprobar la comprensión mutua.

4. Controlar las emociones

- ○ **Autoobservación**: reconocer las propias emociones sin dejar que interfieran en la acción.
- ○ **Controlar los pensamientos negativos**: Sustituir los pensamientos catastrofistas por afirmaciones positivas o neutras.

Papel del equipo y apoyo mutuo

El trabajo en equipo es esencial para gestionar el estrés en situaciones de emergencia. Una buena dinámica de grupo fomenta la confianza, la coordinación y la eficacia.

- **Cohesión de equipo**: desarrollar relaciones profesionales sólidas basadas en el respeto y la confianza.
- **Apoyo mutuo**: Esté atento a los signos de estrés en sus compañeros, ofrézcales ayuda o ánimo.
- **Liderazgo compartido**: reconocer las capacidades de los demás, aceptar la dirección de los colegas cuando proceda.

Después de la emergencia: informe y recuperación

La gestión del estrés no se detiene una vez superada la emergencia. Es importante tomarse tiempo para relajarse y aprender de la experiencia.

1. **Debriefing operativo**

   - **Análisis de la intervención**: reúna al equipo para discutir lo que ha ido bien, las dificultades encontradas y las áreas susceptibles de mejora.
   - **Expresión de sentimientos**: permitir que todos compartan sus emociones e impresiones en un entorno afectuoso.

2. **Afrontar el estrés posterior al acontecimiento**

   - **Descanso y recuperación**: tomarse el tiempo necesario para descansar física y mentalmente tras una operación estresante.
   - **Actividades relajantes**: Disfrute de actividades de ocio que le ayuden a relajarse, como la lectura, la música y el deporte suave.
   - **Apoyo psicológico**: Si es necesario, consulte a un profesional para controlar los efectos del estrés traumático.

Desarrollar la resistencia a largo plazo

La resiliencia es la capacidad de adaptarse y recuperarse de situaciones difíciles. Para reforzar esta cualidad :

- **Aprendizaje continuo**: vea cada situación como una oportunidad de aprendizaje y desarrollo.
- **Adaptabilidad**: Cultivar la flexibilidad mental para adaptarse a lo inesperado.
- **Actitud positiva**: Mantener una actitud optimista, centrándose en el éxito y el progreso.

Cuidar de nosotros mismos para cuidar mejor de los demás

La salud mental y física de los auxiliares asistenciales es fundamental para prestar una asistencia de calidad. Cuidarse es una responsabilidad profesional.

- **Límites profesionales**: reconocer los propios límites, saber decir no cuando la carga es demasiado pesada.
- **Equilibrio entre trabajo y vida privada**: dedicar tiempo a las actividades personales y a la vida social fuera del trabajo.
- **Formación para el bienestar**: Participa en talleres o cursos de formación sobre gestión del estrés y prevención del agotamiento.

Estudio de caso: aplicación en una situación real

Durante un turno de noche, un paciente presenta repentinamente una dificultad respiratoria aguda. El celador, inicialmente sorprendido, aplica técnicas de control del estrés:

- **Respiración** profunda: Respira hondo para calmar su nerviosismo.
- **Centrarse en la acción**: Se concentra en los pasos que hay que dar: alertar al equipo, colocar al paciente en posición semisentada, preparar el oxígeno.

- **Comunicación clara**: informa a la enfermera de la situación con datos precisos.
- **Apoyo al paciente**: tranquiliza al paciente, le explica lo que está ocurriendo y le anima a respirar con calma.
- **Después de la operación**: Participa en el debriefing con el equipo, expresa sus emociones y escucha los comentarios.

Este enfoque les permite gestionar la situación con eficacia, mantener la compostura y contribuir positivamente a la atención del paciente.

Capítulo 6

Ética profesional y deontología

- Confidencialidad y secreto médico

La confidencialidad y el secreto médico son principios fundamentales de la asistencia en medicina interna. Son los pilares éticos y jurídicos que protegen la intimidad de los pacientes y preservan la confianza esencial entre pacientes y profesionales sanitarios. Para el asistente sanitario, respetar estos principios es una gran responsabilidad que guía cada interacción con el paciente, cada intercambio de información y cada acto asistencial. Este capítulo explora en profundidad los conceptos de confidencialidad y secreto médico, su importancia en la práctica diaria, las obligaciones legales asociadas y los retos a los que pueden enfrentarse los asistentes sanitarios.

Conocer el secreto médico

El secreto médico es la obligación legal y moral de todos los profesionales sanitarios de no divulgar información sanitaria personal sobre un paciente. Está consagrado en el Código de Salud Pública y en el Código Penal, y su incumplimiento puede acarrear sanciones penales, civiles y disciplinarias.

El secreto médico abarca toda la información relativa a la salud de un paciente, recabada directa o indirectamente en el curso de la práctica profesional. Esto incluye diagnósticos, tratamientos, historial médico y resultados de pruebas, así como confidencias personales, hábitos de vida e información familiar o social.

Fundamentos éticos y jurídicos

1. **Deontología profesional**

   ○ **Respeto a la persona**: El secreto médico es una expresión del respeto a la autonomía y la dignidad del paciente. Garantiza la protección de la información sensible, permitiendo a los pacientes confiar en nosotros sin temor a ser revelados.

   ○ **Confianza terapéutica**: una relación de confianza entre paciente y cuidador es esencial para una atención eficaz. El respeto de la confidencialidad médica refuerza esta confianza, animando a los pacientes a compartir información crucial para su salud.

2. Marco jurídico

- **Código de Salud Pública (artículo L.1110-4)**: En él se estipula que "toda persona que esté bajo el cuidado de un profesional sanitario [...] tiene derecho al respeto de su vida privada y a la confidencialidad de la información que le concierna".

- **Código Penal (artículo 226-13)**: La violación del secreto profesional se castiga con un año de prisión y una multa de 15.000 euros.

- **Excepciones legales**: en determinadas situaciones específicas, puede levantarse el secreto médico, en particular en caso de notificación obligatoria de determinadas enfermedades infecciosas, abuso de menores o personas vulnerables, o a petición de un tribunal. Sin embargo, estas excepciones están estrictamente reguladas por la ley.

El papel del auxiliar de enfermería en el respeto del secreto médico

1. Acceso a la información

- **Información necesaria**: los asistentes sanitarios tienen acceso a la información que necesitan para desempeñar sus funciones. Solo deben utilizarla en el contexto de la atención al paciente.

- **Limitar el acceso**: No deben tratar de obtener información que no sea pertinente para su función o que no se les haya comunicado en un contexto profesional.

2. Comunicación con el equipo asistencial

○ **Uso compartido limitado**: la información médica de los pacientes puede compartirse con los miembros del equipo sanitario implicado en su atención, en cumplimiento de la "confidencialidad compartida".

○ **Discreción profesional**: Las discusiones sobre los pacientes deben tener lugar en lugares apropiados, lejos de terceras partes no implicadas (otros pacientes, visitantes, personal no médico).

3. Interacciones con el paciente

○ **Respeto de la intimidad**: Durante los cuidados, el auxiliar de enfermería debe garantizar la confidencialidad de los intercambios, asegurándose de que las conversaciones no sean escuchadas por otras personas.

○ **Responder a preguntas**: si un paciente hace preguntas sobre su estado de salud o información médica específica, el auxiliar de cuidados debe responder dentro de los límites de su competencia y, si es necesario, remitir al paciente a la enfermera o al médico.

4. Relaciones con familiares

○ **Consentimiento del paciente**: La información médica sólo debe comunicarse a los familiares si el paciente ha dado su consentimiento explícito, salvo en caso de incapacidad o situación especial prevista por la ley.

- ○ **Tramitación de solicitudes**: Si los familiares solicitan información, el asistente debe respetar el secreto médico y, si es necesario, remitirlos al médico o al ejecutivo sanitario.

Situaciones y retos especiales

1. Conversaciones informales

- ○ **Evitar discusiones inapropiadas**: Deben evitarse las discusiones sobre pacientes en zonas públicas del hospital (pasillos, ascensores, cafetería) o fuera del entorno profesional.

- ○ **Redes sociales**: La publicación de fotos, comentarios o información sobre los pacientes en las redes sociales está estrictamente prohibida y constituye una violación del secreto profesional.

2. Confesiones de pacientes

- ○ **Tratamiento de información sensible**: Los pacientes pueden confiar a sus cuidadores información personal o familiar. Estas confidencias deben tratarse con la máxima discreción.

- ○ **Derivación a profesionales**: Si el paciente plantea cuestiones preocupantes (malos tratos, malestar psicológico), el asistente debe informar al equipo asistencial de acuerdo con los procedimientos internos, sin traicionar la confianza del paciente.

3. Excepciones al secreto médico

- ○ **Obligación legal**: En determinadas situaciones, como la puesta en peligro de terceros, el abuso de menores o de personas vulnerables, los asistentes tienen la obligación de denunciar los hechos a las autoridades competentes.

- Procedimiento a seguir: Estas situaciones deben ser manejadas en colaboración con el equipo médico y el ejecutivo de salud, cumpliendo con los protocolos institucionales.

Estrategias para mantener la confidencialidad

1. Entorno de trabajo

- Zonas privadas: utilice las salas de tratamiento o los despachos para mantener conversaciones confidenciales, cierre las puertas y asegúrese de que nadie escucha.

- Documentos médicos: Guarde los expedientes de los pacientes en lugares seguros y no deje tirados documentos que contengan información personal.

2. Comunicación escrita y electrónica

- Correos electrónicos y mensajes: utilice canales seguros para enviar información médica, evite las comunicaciones en plataformas no seguras.

- Trazabilidad: garantizar que las notas de los historiales de los pacientes sean objetivas, pertinentes y estén redactadas de forma profesional.

3. Formación y sensibilización

- Actualizaciones periódicas: Participe en cursos de formación sobre confidencialidad médica, nuevas normativas y buenas prácticas en materia de confidencialidad.

- Compartir experiencias: Discutir situaciones complejas y dilemas éticos con colegas para reforzar la comprensión colectiva.

Consecuencias de la violación del secreto médico

1. Sanciones legales

- ○ **Penas**: Un año de prisión y multa de 15.000 euros en virtud del artículo 226-13 del Código Penal francés.

- ○ **Civil**: Indemnización por los daños causados al paciente.

- ○ **Disciplinario**: sanciones profesionales que pueden llegar hasta el despido.

2. Daño a la relación de confianza

- ○ **Pérdida de confianza**: La violación del secreto médico puede romper la relación de confianza con el paciente, afectando negativamente a su atención y bienestar.

- ○ **Impacto en el hospital**: La reputación del hospital puede verse afectada, con la consiguiente pérdida de credibilidad y confianza del público.

Ejemplos concretos para ilustrar los principios

1. Solicitud de información de un familiar
Un miembro de la familia del Sr. Dupont pide al asistente detalles sobre su estado de salud.

- ○ **Respuesta adecuada**: "Comprendo su preocupación por el Sr. Dupont. Le sugiero que lo hable con el médico o la enfermera, que podrán darle la información necesaria."

2. Conversación en espacios públicos
Dos auxiliares asistenciales conversan en el pasillo sobre los cuidados de un paciente.

- ○ **Buenas prácticas**: Evite mencionar información identificable, posponga la conversación a un lugar privado, sea consciente de quién está cerca.

- • Derechos del paciente y consentimiento informado

El reconocimiento y el respeto de los derechos de los pacientes son principios fundamentales que guían la práctica asistencial en medicina interna. El consentimiento informado, en particular, está en el centro de la relación entre el cuidador y el paciente, y refleja el respeto por la autonomía, la dignidad y la libertad de cada individuo. El cuidador, como miembro esencial del equipo asistencial, tiene un papel clave que desempeñar en la promoción y protección de estos derechos. Este capítulo explora los conceptos de derechos del paciente y consentimiento informado, su importancia en la práctica diaria, las obligaciones legales y éticas asociadas, y los retos que plantea su aplicación.

Conocer los derechos de los pacientes

Los derechos del paciente son garantías jurídicas y éticas destinadas a proteger a las personas que reciben asistencia sanitaria. Incluyen el derecho a la información, el derecho al consentimiento libre e informado, el derecho a la intimidad y la confidencialidad, el derecho a la dignidad, el derecho a rechazar el tratamiento y el derecho a acceder a los historiales médicos.

Principios fundamentales de los derechos del paciente

1. **Derecho a la información**

   Los pacientes tienen derecho a recibir información clara, comprensible y adecuada sobre su estado de salud, los exámenes y tratamientos propuestos, sus beneficios, riesgos y alternativas. Esta información debe permitirles tomar decisiones sobre su salud con conocimiento de causa.

2. **Consentimiento libre e informado**

   Antes de cualquier procedimiento o tratamiento médico, los pacientes deben dar su consentimiento libre e informado, es decir, sin presiones ni coacciones, tras recibir toda la información necesaria.

3. **Derecho a la intimidad y la confidencialidad**

   Hay que proteger la información personal y médica de los pacientes, y todos los profesionales sanitarios deben respetar el secreto profesional.

4. **Derecho a la dignidad y el respeto**

   Los pacientes deben ser tratados con respeto, cortesía y consideración, sin discriminación.

5. **Derecho a rechazar o retener un tratamiento**

   Los pacientes tienen derecho a negarse a recibir tratamiento, incluso si ello puede tener consecuencias graves para su salud, siempre que se les informe plenamente de las implicaciones.

6. **Derecho de acceso a la historia clínica**

   Los pacientes tienen derecho a consultar y obtener una copia de su historial médico, con el fin de conocer mejor su salud o compartirlo con otro profesional sanitario.

El papel del asistente sanitario en la promoción de los derechos de los pacientes

1. Comunicación e información

   - **Escucha activa**: escuchar las preguntas y preocupaciones de los pacientes, ayudándoles a expresar sus necesidades y expectativas.
   - **Transmitir información**: Ofrecer explicaciones claras sobre los cuidados prestados, dentro de los límites de su competencia, y dirigir al paciente a la enfermera o al médico para obtener información más compleja.

○ **Adaptar el lenguaje**: Utilizar un lenguaje sencillo, evitar la jerga médica, asegurarse de que el paciente entiende la información que se le da.

2. Respetar el consentimiento

○ **Pedir el consentimiento**: Antes de cualquier tratamiento o procedimiento, aunque sea sencillo, hay que pedir el consentimiento del paciente, explicándole brevemente la finalidad y el procedimiento.

○ **Observar las reacciones** : Prestar atención a las señales verbales y no verbales que indican el consentimiento o la negativa del paciente.

○ **Respetar la negativa**: Si el paciente rechaza los cuidados, respete su decisión e informe a la enfermera o al médico para que puedan prestársele los cuidados adecuados.

3. Promover la autonomía

○ **Fomentar la participación**: implicar a los pacientes en las decisiones sobre su atención diaria, animándoles a ser lo más independientes posible.

○ **Valorar las capacidades**: reconocer y apoyar las capacidades de los pacientes, por pequeñas que sean, para aumentar su confianza en sí mismos.

4. Protección de la confidencialidad

○ **Discreción**: Garantizar la confidencialidad de los intercambios, evitando revelar información personal a terceros no autorizados.

○ **Gestión de documentos**: Manejar con cuidado los expedientes y documentos de los pacientes, respetando los protocolos de confidencialidad.

5. **Respeto de la dignidad**

- **Igualdad de trato**: Ofrecer la misma atención y cuidados a todos los pacientes, sin discriminación por motivos de edad, sexo, origen, religión o cualquier otra característica.
- **Conducta profesional**: Adoptar una actitud respetuosa, empática y afectuosa en todas las circunstancias.

El consentimiento informado en la práctica

1. **Definición e importancia**

El consentimiento informado es el proceso por el cual un paciente acepta un tratamiento o atención tras haber recibido la información adecuada al respecto. Es esencial para respetar la autonomía del paciente y su derecho a controlar su propio cuerpo.

2. **Proceso de consentimiento informado**

- **Información previa**: Los pacientes deben recibir toda la información necesaria sobre la asistencia o el tratamiento propuestos, incluidos los beneficios esperados, los riesgos potenciales, las posibles alternativas y las consecuencias de la negativa.
- **Comprensión**: Asegurarse de que el paciente ha comprendido la información facilitada, comprobando su comprensión y respondiendo a sus preguntas.
- **Libre albedrío**: El consentimiento debe darse sin coacción, presión o manipulación.
- **Capacidad jurídica**: El paciente debe ser legalmente capaz de dar su consentimiento (mayor de edad, consciente, sin alteración del discernimiento). En el caso de menores o adultos protegidos, intervienen los representantes legales.

3. El papel del auxiliar de enfermería en el consentimiento informado

- ○ **Apoyo a la comunicación**: Facilitar el diálogo entre el paciente y el equipo médico, ayudando al paciente a formular preguntas o preocupaciones.
- ○ **Observación**: Informe a la enfermera o al médico si el paciente parece no haber entendido la información o muestra signos de ansiedad o confusión.
- ○ **Respetar la elección del paciente**: sea cual sea la decisión del paciente, el asistente debe respetarla y continuar la asistencia dentro del marco definido.

Retos y situaciones complejas

1. Pacientes poco comunicativos o vulnerables

- ○ **Deterioro de la consciencia**: En el caso de pacientes inconscientes o incapaces de comunicarse, las decisiones se toman teniendo en cuenta las voluntades anticipadas, los deseos expresados previamente o consultando a la familia.
- ○ **Trastornos cognitivos**: Con los pacientes que sufren demencia o trastornos psiquiátricos, es importante evaluar su capacidad de comprensión y consentimiento, adaptando la comunicación.

2. Urgencias médicas

- ○ **Presunción de consentimiento**: En las urgencias con riesgo vital, cuando el paciente no puede dar su consentimiento, se le prestan los cuidados necesarios en su mejor interés, siguiendo los protocolos establecidos.

3. Denegación de asistencia

○ **Respeto de la negativa**: si un paciente rechaza la asistencia, aunque esta negativa pueda tener consecuencias graves, hay que respetar su decisión tras asegurarse de que está debidamente informado.

○ **Comunicación con el equipo**: informe al enfermero o al médico de la negativa para que puedan evaluar la situación y ofrecer el apoyo adecuado.

Formación y sensibilización

• **Conocimiento de los derechos de los pacientes**: Los auxiliares sanitarios deben recibir formación sobre los derechos de los pacientes y los aspectos legales y éticos, para que puedan incorporarlos a su práctica diaria.

• **Desarrollar habilidades de comunicación**: mejorar la capacidad de transmitir información, escuchar activamente y adaptar el lenguaje al paciente.

• **Reflexión ética**: participar en debates éticos, grupos de discusión o cursos de formación para profundizar en las cuestiones relacionadas con los derechos de los pacientes.

Ejemplos concretos para ilustrar los principios

1. Solicitud de información sobre un tratamiento

La Sra. Lefèvre va a recibir una inyección subcutánea. Expresa su temor e incomprensión sobre la necesidad de este procedimiento.

○ **Enfoque del auxiliar de cuidados**: explicar con calma el objetivo de la inyección, los beneficios esperados, tranquilizar al paciente asegurándole que el procedimiento se llevará a cabo, y comprobar si el paciente desea recibir más información de la enfermera.

2. Un paciente se niega a bañarse

El Sr. Bernard se niega a que le bañen por la mañana porque se siente cansado.

○ **Actuación de la auxiliar de cuidados**: Respetar su negativa, proponerle una alternativa (ir al baño más tarde, ir al baño parcialmente) e informar a la enfermera de la situación.

• Prácticas profesionales y responsabilidades jurídicas

El trabajo como auxiliar de enfermería en medicina interna se rige por prácticas profesionales rigurosas y responsabilidades legales específicas. Estos marcos definen no sólo las habilidades técnicas requeridas, sino también las obligaciones éticas, morales y legales que acompañan cada acción, cada decisión y cada interacción con el paciente. Comprender e integrar estos principios es esencial para proporcionar una asistencia de calidad, proteger los derechos de los pacientes y garantizar que la práctica cumpla las normas establecidas. Este capítulo profundiza en las prácticas profesionales que se esperan de los asistentes sanitarios, así como en sus responsabilidades legales, haciendo hincapié en la importancia de la ética, la formación continua y la reflexión personal en el ejercicio diario de esta profesión.

Los fundamentos de la práctica profesional

Las prácticas profesionales de los auxiliares de cuidados se rigen por un conjunto de normas y valores destinados a garantizar la seguridad, el bienestar y la dignidad de los pacientes. Se basan en :

1. Competencias técnicas

○ **Dominio de los gestos** : El auxiliar de enfermería debe poseer las competencias técnicas necesarias para llevar a cabo los cuidados que se le

144

encomienden, respetando los protocolos y procedimientos establecidos.

○ **Mantenerse al día**: es esencial estar al día de los avances científicos, tecnológicos y normativos para mantener un alto nivel de competencia.

2. Deontología profesional

○ **Respeto por el individuo**: Todo paciente debe ser tratado con respeto, sin discriminación, reconociendo su dignidad y sus derechos.

○ **Beneficencia y no maleficencia**: El asistente asistencial debe actuar en interés del paciente, evitando causarle daño.

○ **Imparcialidad**: Ofrecer una atención equitativa a todos los pacientes, distribuyendo los recursos de forma justa.

3. Comunicación

○ **Claridad y honestidad**: comunicación transparente con los pacientes y el equipo asistencial.

○ **Escucha activa**: estar atento a las necesidades, preocupaciones y expectativas de los pacientes.

4. Colaboración interprofesional

○ **Trabajo en equipo**: Trabajar eficazmente con enfermeras, médicos y otros profesionales sanitarios para garantizar una atención integral al paciente.

○ **Compartir información**: transmitir la información pertinente de forma precisa y oportuna.

Responsabilidades jurídicas de los auxiliares sanitarios

Los asistentes sanitarios están sujetos a obligaciones legales que rigen su práctica profesional. Estas responsabilidades tienen por objeto proteger al paciente, al profesional y a la institución sanitaria.

1. **Respeto por el entorno de la consulta**

    ◦ **Límites de competencia**: Los auxiliares asistenciales deben saber qué procedimientos están autorizados a realizar y cuáles son competencia exclusiva de la enfermera o el médico.
    ◦ **Delegación de tareas**: Cuando actúen por delegación del enfermero, deben cumplir las instrucciones y no excederse en sus funciones.

2. **Obligación de seguridad**

    ◦ **Prevención de riesgos**: aplicación de medidas de higiene y seguridad para evitar infecciones nosocomiales, accidentes y errores de medicación.
    ◦ **Vigilancia profesional**: Vigilar el estado del paciente e informar de cualquier anomalía o cambio significativo.

3. **Secreto profesional**

    ◦ **Confidencialidad**: Proteger la información personal y médica de los pacientes, respetando el secreto médico.
    ◦ **Responsabilidad penal**: La violación del secreto profesional está penada por la ley y puede dar lugar a sanciones penales.

4. **Deber de diligencia**

    ◦ **No socorrer a una persona en peligro**: los auxiliares sanitarios tienen la obligación legal de socorrer a una persona en peligro, actuando dentro de los límites de su competencia y alertando a los servicios de emergencia correspondientes.

5. **Trazabilidad y documentación**

   ○ **Mantenimiento de registros**: Participar en la documentación de la atención prestada, de conformidad con los procedimientos de trazabilidad.
   ○ **Exactitud de la información**: Asegúrese de que la información registrada es exacta, completa y veraz.

Principios éticos que guían la práctica

1. **Autonomía del paciente**

   ○ **Respeto de las decisiones**: Los pacientes tienen derecho a tomar decisiones sobre su salud. Los cuidadores deben respetar sus elecciones, aunque difieran de sus propias convicciones.
   ○ **Consentimiento informado**: Garantizar que el paciente está adecuadamente informado para dar su consentimiento a la asistencia.

2. **Caridad**

   ○ **Actuar por el bien del paciente**: Todas las acciones deben tener como objetivo mejorar el bienestar del paciente, aliviar su sufrimiento y promover su salud.

3. **No maleficencia**

   ○ **No hacer daño**: No hacer daño al paciente, ni por acción ni por omisión.

4. **Justicia**

   ◦ **Imparcialidad**: tratar a todos los pacientes con equidad, sin favoritismos ni discriminaciones.

5. **Lealtad**

   ◦ **Compromiso**: cumplir las promesas hechas a los pacientes, respetar los acuerdos y mantener la confianza.

Obligaciones jurídicas específicas

1. **Responsabilidad civil**

   ◦ **Indemnización por daños**: En caso de falta profesional que cause daños al paciente, se puede exigir al auxiliar de enfermería que indemnice por los daños sufridos.

2. **Responsabilidad penal**

   ◦ **Delitos penales**: los asistentes sanitarios pueden incurrir en responsabilidad penal por actos como negligencia grave, malos tratos o violación del secreto médico.

3. **Responsabilidad disciplinaria**

   ◦ **Sanciones profesionales**: si incumplen las normas profesionales, los asistentes sanitarios pueden ser objeto de medidas disciplinarias por parte de su empresa o de los organismos profesionales.

Formación continua y desarrollo profesional

1. **Actualizar conocimientos**

   ○ **Formación continua obligatoria**: Participe en programas de formación continua para mantener y desarrollar sus competencias.
   ○ **Vigilancia profesional**: mantenerse al día de la evolución legislativa, científica y técnica.

2. **Reflexión ética**

   ○ **Grupos de debate**: participación en debates sobre dilemas éticos que se plantean en la práctica.
   ○ **Supervisión**: Benefíciese del apoyo para reflexionar sobre su práctica y sus experiencias.

3. **Compromiso personal**

   ○ **Autoevaluación**: reflexionar periódicamente sobre su práctica, identificando sus puntos fuertes y sus áreas de mejora.
   ○ **Desarrollo de competencias no técnicas**: mejora de la comunicación, la gestión del estrés y el trabajo en equipo.

Retos y posibles soluciones

1. **Presión institucional**

   ○ **Elevada carga de trabajo**: gestionar el estrés y la fatiga para mantener una calidad asistencial óptima.
   ○ **Falta de recursos**: demostrar creatividad y capacidad de adaptación para ofrecer una atención de calidad a pesar de las limitaciones.

2. **Conflictos éticos**

- **Dilemas morales**: enfrentarse a situaciones en las que las obligaciones legales y éticas y los intereses del paciente pueden entrar en conflicto.
- **Apoyo institucional**: Utilice los recursos disponibles, como los comités de ética, para obtener asesoramiento y apoyo.

3. **Gestión de errores**

- **Reconocer los errores**: Admitir los errores cometidos, comprender las causas y tomar medidas para corregirlos.
- **Transparencia**: Informar al equipo asistencial y, en su caso, al paciente, respetando los procedimientos institucionales.

El papel del auxiliar de cuidados en el fomento de la calidad asistencial

1. **Participación en la mejora continua**

- **Notificación de sucesos indeseables**: ayuda a identificar riesgos y aplicar medidas preventivas.
- **Propuestas de mejora**: compartir ideas para optimizar prácticas y procesos.

2. **Colaboración interprofesional**

- **Trabajo en equipo**: Fomentar una comunicación abierta y respetuosa con otros profesionales.
- **Compartir conocimientos**: ayudar a formar a nuevos miembros del equipo, compartir las mejores prácticas.

3. Compromiso con los pacientes

○ **Centrarse en el paciente**: Situar al paciente en el centro de nuestras preocupaciones, adaptando la atención a sus necesidades específicas.

○ **Promover los derechos de los pacientes**: Garantizar que se respetan los derechos de los pacientes, informándoles y apoyándoles en sus decisiones.

Ejemplos concretos que ilustran las prácticas profesionales y las responsabilidades jurídicas

1. Respeto de los límites profesionales

El Sr. Dubois pidió a la auxiliar que le administrara un medicamento inyectable en ausencia de la enfermera.

○ **Respuesta apropiada**: Explicar al Sr. Dubois que la administración de medicación inyectable es responsabilidad de la enfermera y que, por su seguridad, es importante respetar esta norma. Informar a la enfermera de la petición del paciente de que se le administre adecuadamente.

2. Notificación de un acontecimiento adverso

El camillero advirtió un error en la distribución de la medicación: se había dado un comprimido al paciente equivocado.

○ **Medidas que deben adoptarse**: Informar inmediatamente a la enfermera responsable, vigilar el estado del paciente y participar en la notificación del incidente de acuerdo con los procedimientos internos, con el fin de mejorar la seguridad de los cuidados.

• Cumplimiento de los protocolos y normas de seguridad

El cumplimiento de los protocolos y normas de seguridad es un pilar esencial en la práctica del auxiliar de enfermería en medicina interna. Estas directrices garantizan no sólo la seguridad y el bienestar de los pacientes, sino también la de los cuidadores y la de todo el personal del hospital. Proporcionan el marco que guía las acciones diarias, asegura la calidad de los cuidados y previene el riesgo de accidentes o infecciones. Este capítulo profundiza en la importancia del cumplimiento de estos protocolos, las responsabilidades del asistente sanitario en su aplicación y el impacto que tienen en la calidad de la asistencia y la seguridad dentro del centro sanitario.

La importancia de cumplir los protocolos y normas de seguridad

Se establecen protocolos y normas de seguridad para :

• **Garantizar la seguridad del paciente**: Evitar errores médicos, infecciones nosocomiales y accidentes relacionados con la atención sanitaria.
• **Proteger a los cuidadores**: Prevención de accidentes laborales y de la exposición a agentes infecciosos o químicos.
• **Garantizar la calidad de la asistencia**: ofrecer servicios acordes con las mejores prácticas, basados en pruebas científicas.
• **Cumplir las obligaciones legales**: Cumplir la normativa nacional e internacional y las recomendaciones de las autoridades sanitarias.

El cumplimiento de estas directrices es, por tanto, una gran responsabilidad para los asistentes sanitarios, que deben incorporarlas a su práctica diaria y comprender lo que está en juego.

Los principios fundamentales de los protocolos y normas de seguridad

1. **Normalizar las prácticas**

   Los protocolos permiten estandarizar los cuidados, definiendo procedimientos claros para cada acto. Esto reduce las variaciones indeseables en las prácticas, disminuye el riesgo de errores y facilita la coordinación entre los miembros del equipo asistencial.

2. **Prevención de riesgos**

   Las normas de seguridad tienen por objeto identificar y controlar los posibles riesgos para pacientes y cuidadores. Incluyen medidas de prevención de infecciones, gestión de residuos, manipulación segura de equipos y respuesta a emergencias.

3. **Mejora continua**

   Los protocolos se actualizan periódicamente para incorporar los avances científicos, las nuevas tecnologías y la información recibida. Por lo tanto, los asistentes sanitarios deben mantenerse al corriente de los avances y participar activamente en la mejora de las prácticas.

El papel del auxiliar de enfermería en el cumplimiento de los protocolos

1. **Aplicación estricta de los procedimientos**

   El auxiliar de enfermería es responsable de realizar los cuidados según los protocolos establecidos. Esto implica :

   - **Conozca los protocolos**: lea atentamente los documentos, participe en cursos de formación, pregunte en caso de duda.
   - **Siga los pasos prescritos**: Seguir el orden de las acciones, utilizar las técnicas recomendadas, comprobar los puntos de control.

○ **Utilizar el equipo adecuado**: elegir el equipo adecuado, comprobar que funciona correctamente e informar de cualquier fallo.

2. **Control y prevención de incidentes**
Los auxiliares sanitarios deben estar atentos a los signos de riesgo o mal funcionamiento:

○ **Observar a los pacientes**: Buscar signos de infección, dolor y reacciones adversas.
○ **Controlar el entorno**: garantizar que las zonas estén limpias, despejadas y sean seguras.
○ **Notificación de incidentes**: Notificar inmediatamente cualquier suceso indeseable, por leve que sea, para permitir una intervención rápida.

3. **Trabajar con el equipo asistencial**
El cumplimiento de los protocolos es una responsabilidad colectiva:

○ **Comunicación eficaz**: transmitir información pertinente, compartir observaciones, coordinar acciones.
○ **Apoyo mutuo**: ayudar a los compañeros a cumplir los procedimientos, compartir las mejores prácticas.
○ **Participar en reuniones**: contribuir a los debates sobre protocolos, sugiriendo mejoras basadas en la experiencia sobre el terreno.

Aplicación de protocolos en la práctica diaria

1. **Higiene de las manos**

○ **Técnica adecuada**: Lavar con agua y jabón o utilizar fricción hidroalcohólica según indicación.
○ **Momentos** clave: Antes y después de cada contacto con el paciente, antes de un

154

procedimiento aséptico, después de un riesgo de exposición a fluidos biológicos.

○ **Sensibilización**: animar a pacientes y visitantes a practicar una buena higiene de las manos.

2. **Utilización de equipos de protección individual (EPI)**

○ **Uso de guantes, mascarillas y batas**: De acuerdo con las precauciones estándar y las precauciones adicionales.

○ **Retirada y eliminación**: Quítese el EPI de forma segura para evitar la contaminación, y elimínelo a través de los canales adecuados.

○ **Mantenimiento del material reutilizable**: Limpiar y desinfectar de acuerdo con los protocolos.

3. **Gestión de residuos y ropa blanca**

○ **Clasificación selectiva**: Separar los residuos infecciosos, cortantes y reciclables según categorías definidas.

○ **Manipulación segura**: Utilizar recipientes adecuados, evitar la sobrecarga, cerrar bien los sacos.

○ **Transporte y almacenamiento**: Seguir las rutas designadas para evitar la contaminación cruzada.

4. **Seguridad de los cuidados técnicos**

○ **Preparación del material**: Comprobar la esterilidad, la fecha de caducidad y la integridad del embalaje.

○ **Asepsia**: Observar las técnicas asépticas durante los cuidados invasivos (colocación de catéteres, apósitos).

○ **Administración de medicamentos**: Seguir las 5B (paciente adecuado, medicamento adecuado, dosis adecuada, vía adecuada, momento adecuado), aunque el cuidador no los administre directamente.

5. **Prevención de caídas y accidentes**

○ **Evaluación de riesgos**: identificación de pacientes con riesgo de caídas, adaptación del entorno (barandillas, iluminación).

○ **Ayuda a la movilidad**: Utilización de técnicas de manipulación seguras y ayudas técnicas (andadores, sillas de ruedas).

○ **Formación**: Participación en cursos de formación sobre prevención de accidentes y manipulación de cargas.

Los distintos ámbitos de la seguridad

1. **Seguridad del paciente**

○ **Identificación correcta**: compruebe la identidad del paciente antes de cualquier tratamiento o examen.

○ **Prevención de errores**: doble comprobación de las prescripciones, cumplimiento de los protocolos de doble comprobación.

○ **Seguimiento clínico**: Observar las constantes vitales y las reacciones al tratamiento, notificar cualquier anomalía.

2. **Seguridad del cuidador**

○ **Prevención de infecciones**: observe las precauciones estándar, protéjase durante los cuidados de alto riesgo.

- ○ **Seguridad física**: utilizar equipos de protección y adoptar posturas ergonómicas para evitar trastornos musculoesqueléticos.
- ○ **Gestión del estrés**: reconocer los signos de fatiga y sobrecarga, hacer las pausas necesarias.

3. Seguridad medioambiental

- ○ **Mantenimiento de los locales**: Ayudar a mantener limpios los locales, informar de cualquier desperfecto o avería.
- ○ **Gestión de los equipos**: Garantizar el buen estado de los equipos, informar de las averías y evitar su uso inadecuado.
- ○ **Preparación para emergencias**: planes de evacuación, procedimientos en caso de incendio y catástrofe.

La importancia de la formación continua y la sensibilización

1. Actualizar conocimientos

- ○ **Participar en cursos de formación**: obligatorios o adicionales, sobre protocolos, normas de seguridad y nuevas prácticas.
- ○ **Mantenerse al** día: lectura de comunicaciones internas, avisos y actualizaciones de protocolos.

2. Desarrollo de competencias

- ○ **Talleres prácticos**: práctica de movimientos técnicos y utilización de nuevos equipos.
- ○ **Intercambios** profesionales: debatir con colegas, compartir experiencias, dificultades y soluciones encontradas.

3. Sensibilización sobre los problemas

- ○ **Comprender el impacto**: reconocer la importancia del cumplimiento de los protocolos para la seguridad, la calidad de la atención y la satisfacción del paciente.
- ○ **Compromiso personal**: Adoptar una actitud proactiva, ser un modelo para los compañeros, fomentar el cumplimiento de las normas.

Desafíos encontrados y estrategias para superarlos

1. Carga de trabajo elevada

- ○ **Organización eficaz**: planificar las tareas, priorizar las acciones y evitar las prisas, que pueden llevar a cometer errores.
- ○ **Pedir ayuda**: no dudes en pedir ayuda a tus compañeros o a tu jefe si estás desbordado.

2. Falta de recursos

- ○ **Gestión racional**: utilizar los recursos adecuadamente, evitando el despilfarro.
- ○ **Presentación de informes**: Informar a la dirección de línea de las necesidades de equipos y de la escasez de existencias.

3. Resistencia al cambio

- ○ **Formación**: Comprender las razones de las nuevas normas y los beneficios esperados.
- ○ **Comunicación**: expresar preocupaciones, sugerir mejoras, participar en grupos de trabajo.

El impacto del cumplimiento de los protocolos en la calidad de la asistencia

- **Reducción de las infecciones nosocomiales**: menos patógenos transmitidos, mejor salud del paciente.
- **Menos errores médicos**: menor riesgo de confusión, administración incorrecta y accidentes.
- **Mejora de la satisfacción del paciente**: Sensación de seguridad, confianza en el equipo asistencial.
- **Mejora de la reputación**: imagen positiva, atractiva para pacientes y profesionales.

Capítulo 7

Los retos del Servicio de Medicina Interna

- Carga de trabajo y gestión del tiempo

La carga de trabajo y la gestión del tiempo son problemas importantes para los auxiliares de enfermería de medicina interna. En un entorno hospitalario en el que las necesidades de los pacientes son complejas y variadas, el auxiliar de enfermería se enfrenta a menudo a multitud de tareas que debe realizar en plazos ajustados. La capacidad de gestionar el tiempo de forma eficaz, priorizar las acciones y mantener un equilibrio entre la calidad de los cuidados y los requisitos de la organización es esencial para garantizar un servicio óptimo a los pacientes y, al mismo tiempo, preservar el propio bienestar profesional. En este capítulo se analizan los retos que plantea la carga de trabajo, las estrategias de gestión del tiempo y la importancia de un enfoque equilibrado para garantizar una práctica profesional sostenible y satisfactoria.

Retos de la carga de trabajo en Medicina Interna

1. Atención compleja

- **Multiplicidad de tareas**: el asistente debe realizar diversas tareas de atención directa (aseo, ayuda para comer, movilización) y de atención indirecta (preparación del material, transmisión de información).
- **Pacientes con necesidades especiales**: La Medicina Interna atiende a pacientes con diversas patologías, a menudo crónicas o graves, que requieren una atención especial.

2. Presión del tiempo

- **Plazos ajustados**: Los cuidados deben prestarse en franjas horarias concretas, respetando los horarios de comidas, reconocimientos médicos y visitas.
- **Emergencias imprevistas**: en cualquier momento pueden surgir situaciones críticas que alteren el calendario establecido.

3. Plantilla limitada

- **Falta de personal**: el número de auxiliares asistenciales puede ser insuficiente para el número de pacientes, lo que aumenta la carga de trabajo individual.
- **Ausencias y sustituciones**: Los permisos, las bajas por enfermedad o la formación pueden crear lagunas en el equipo.

4. Requisitos administrativos

- **Documentación**: el mantenimiento de registros, la trazabilidad de la atención y los informes de incidentes requieren tiempo y atención al detalle.
- **Reuniones y formación**: Participar en reuniones de equipo y cursos de formación obligatorios es una obligación adicional.

Las consecuencias de una carga de trabajo excesiva

1. Calidad de la atención comprometida

- **Riesgo de errores**: la fatiga y las prisas pueden llevar a descuidos o errores en la atención.
- **Menos atención a los pacientes**: La falta de tiempo significa menos tiempo para escuchar y apoyar a los pacientes.

2. Estrés y agotamiento

- **Burn-out**: La acumulación de estrés puede llevar al agotamiento físico y emocional, afectando a la salud del cuidador.
- **Insatisfacción laboral**: La sensación de no ser capaz de hacer bien su trabajo puede reducir la motivación y el compromiso.

3. Relaciones interpersonales tensas

- ○ **Conflictos de equipo**: la presión puede generar tensiones entre compañeros, afectando a la colaboración.
- ○ **Comunicación deficiente**: la falta de tiempo puede reducir la calidad de los intercambios con los pacientes y el equipo asistencial.

Estrategias de gestión del tiempo para cuidadores

1. Planificación y organización

- ○ **Elaborar una agenda diaria**: priorizar las tareas en función de su urgencia e importancia, teniendo en cuenta las necesidades de los pacientes y las limitaciones de tiempo.
- ○ **Utilice herramientas**: las listas de tareas, los gráficos de seguimiento y las aplicaciones móviles pueden ayudarle a organizar su trabajo.

2. Priorización de tareas

- ○ **Determinación de prioridades**: centrarse en primer lugar en los cuidados esenciales para la seguridad y el confort del paciente.
- ○ **Delegue siempre que sea posible**: trabaje con compañeros para compartir tareas, pida ayuda si está sobrecargado.

3. Gestión de interrupciones

- ○ **Limite las distracciones**: evite las interrupciones no esenciales, agrupe tareas similares para ahorrar tiempo.
- ○ **Gestión de emergencias**: adaptarse a lo inesperado manteniendo una visión global de las prioridades.

4. Optimizar los desplazamientos

- **Atención agrupada por sectores**: evite desplazamientos innecesarios planificando la atención en la misma zona.
- **Preparar el equipo**: anticipe las necesidades de equipo para evitar pérdidas de tiempo.

5. Comunicación eficaz

- **Comunicación clara**: facilitar y recibir información precisa durante los cambios de equipo para evitar descuidos.
- **Reuniones breves y centradas**: optimice el tiempo dedicado a las reuniones concentrándose en los puntos esenciales.

Prácticas para mejorar la gestión del tiempo

1. Autoevaluación

- **Analice su calendario**: identifique las tareas que le quitan más tiempo, las fuentes de retraso o estrés.
- **Identificar áreas de mejora**: pensar en formas de mejorar la eficiencia.

2. Formación y desarrollo de competencias

- **Participar en cursos de formación**: Aprender técnicas de gestión del tiempo, comunicación y resolución de problemas.
- **Compartir buenas prácticas**: intercambiar ideas con colegas sobre estrategias eficaces y consejos para gestionar mejor el tiempo.

3. Gestión del estrés

○ **Técnicas de relajación**: Utiliza ejercicios de respiración y atención plena para mantener la calma y la concentración.

○ **Equilibrio entre trabajo y vida privada**: haga pausas, respete los periodos de descanso, realice actividades relajantes fuera del trabajo.

4. Colaboración y espíritu de equipo

○ **Solidaridad entre compañeros**: ayudarse mutuamente, compartir la carga, crear una dinámica positiva dentro del equipo.

○ **Comunicación abierta**: expresar necesidades y dificultades, proponer soluciones colectivas.

La importancia del apoyo institucional

1. Papel de la dirección y los ejecutivos sanitarios

○ **Evaluación de la carga de trabajo**: Análisis periódico de la carga de trabajo para adaptar los niveles de personal.

○ **Poner los medios**: proporcionar las herramientas, la formación y el apoyo necesarios a los equipos.

2. Mejora de los procesos

○ **Simplificación de los procedimientos**: reducir las tareas administrativas redundantes, optimizar los circuitos.

○ **Introducir la tecnología**: utilizar sistemas informáticos para facilitar la documentación y la comunicación.

3. Fomentar el bienestar en el trabajo

- ○ **Programas de prevención del agotamiento**: ofrecer servicios de apoyo psicológico y talleres de gestión del estrés.
- ○ **Reconocer el trabajo**: valorar los esfuerzos de los asistentes, celebrar los éxitos y fomentar un entorno de trabajo positivo.

Caso práctico: Aplicación de estrategias de gestión del tiempo

La Sra. Dupont, auxiliar de cuidados en Medicina Interna, se siente abrumada por sus tareas diarias. Decide aplicar estrategias para mejorar su gestión del tiempo.

- **Planificación**: empieza el día elaborando una lista de tareas prioritarias, teniendo en cuenta las necesidades específicas de los pacientes.
- **Optimiza los desplazamientos**: Agrupa los tratamientos por salas, preparando con antelación el material necesario.
- **Colaboración**: se coordina con sus colegas para compartir tareas pesadas, como la movilización de pacientes dependientes.
- **Gestión de las interrupciones**: Informa al equipo de que estará disponible para asuntos no urgentes una vez finalizados los cuidados críticos.
- **Autoevaluación**: Al final del día, reflexiona sobre los puntos positivos y las posibles mejoras para el día siguiente.

Al cabo de unas semanas, la Sra. Dupont notó una reducción del estrés, una mayor eficacia en sus tareas y una mayor satisfacción laboral.

- Adaptación a los avances tecnológicos y médicos

El mundo de la sanidad está en constante cambio, marcado por avances tecnológicos y médicos que están transformando profundamente las prácticas asistenciales. Para el celador de medicina interna, esta evolución constante representa tanto un reto como una oportunidad. Es esencial adaptarse para seguir siendo relevante, eficiente y ofrecer una atención de calidad a los pacientes. En este capítulo se analizan los problemas que plantea esta adaptación, las habilidades necesarias para integrar las nuevas tecnologías y las estrategias para navegar con éxito por este panorama cambiante.

El impacto de los avances tecnológicos en la práctica asistencial

Las tecnologías médicas han revolucionado la forma de prestar asistencia. Desde innovadores dispositivos médicos hasta sofisticados sistemas de información, estas herramientas tienen el potencial de mejorar la calidad de la asistencia, aumentar la eficiencia y facilitar la comunicación entre los profesionales sanitarios.

1. Dispositivos médicos avanzados

- **Monitores de constantes** vitales: los dispositivos modernos permiten una monitorización continua y precisa de los parámetros vitales, alertando rápidamente al equipo asistencial de cualquier anomalía.
- **Bombas de infusión inteligentes**: Garantizan una administración precisa de los medicamentos, reduciendo el riesgo de errores y mejorando la seguridad del paciente.
- **Tecnologías de asistencia a la movilidad**: las camas médicas automatizadas, las grúas eléctricas para pacientes y los exoesqueletos facilitan la movilización de los pacientes al tiempo que preservan la salud física de los cuidadores.

168

2. Sistemas de información y comunicación

○ **Historias clínicas informatizadas (DPI)**: centralizan la información médica, facilitan el acceso a los datos pertinentes y mejoran la coordinación asistencial.

○ **Aplicaciones para móviles y tabletas**: Estas herramientas permiten el registro en tiempo real de la atención prestada, la consulta rápida de protocolos y la comunicación fluida entre los miembros del equipo.

○ **Teleasistencia y telemedicina**: ofrecen nuevas posibilidades de seguimiento a distancia, consulta especializada y educación terapéutica.

3. Inteligencia artificial y automatización

○ **Algoritmos predictivos**: ayudan a identificar a los pacientes de riesgo, lo que permite una intervención precoz.

○ **Robots de asistencia**: en determinados contextos, pueden ayudar a los cuidadores en tareas repetitivas o físicamente exigentes.

Los retos de la adaptación a las nuevas tecnologías

1. Formación y competencias

○ **Adquisición de nuevas competencias**: la integración de tecnologías complejas requiere una formación adecuada para dominar su uso y comprender sus implicaciones clínicas.

○ **Cambio de funciones**: las tareas del auxiliar de cuidados pueden cambiar, lo que requiere una redefinición de responsabilidades y competencias.

2. Resistencia al cambio

○ **Miedo a lo desconocido**: la introducción de nuevas tecnologías puede suscitar aprensión, vinculada al temor a no dominar las herramientas o a ver mermado el propio papel.

○ **Hábitos arraigados**: Las prácticas arraigadas pueden dificultar la adopción de nuevos métodos.

3. Impacto en la relación cuidador-paciente

○ **Riesgo de deshumanización**: la introducción de la tecnología puede afectar a la calidad de la interacción humana, elemento esencial de la asistencia.

○ **Adaptación a los pacientes**: Algunos pacientes pueden mostrarse reacios o tener dificultades para interactuar con las tecnologías, lo que requiere un apoyo específico.

Estrategias para adaptarse con éxito

1. Formación continua y desarrollo profesional

○ **Programas de formación**: Participar activamente en los cursos de formación que ofrece la escuela, ya sean técnicos o centrados en las habilidades interpersonales en un contexto tecnológico.

○ **Autoformación**: utilice recursos en línea, tutoriales y manuales para ampliar sus conocimientos.

2. Enfoque proactivo y abierto

○ **Curiosidad y entusiasmo**: adoptar una actitud positiva ante la innovación, viendo las tecnologías como oportunidades de mejora.

- ○ **Compartir experiencias**: intercambiar opiniones con colegas sobre los retos encontrados, las soluciones halladas y las buenas prácticas.

3. **Colaboración interprofesional**

- ○ **Trabajo en equipo**: colaborar estrechamente con enfermeros, médicos y técnicos para garantizar una integración fluida de las tecnologías.
- ○ **Participación en proyectos**: Participar en comités y grupos de trabajo sobre la implantación de nuevas tecnologías, aportando su propia perspectiva.

4. **Centrarse en el paciente**

- ○ **Humanizar la asistencia**: garantizar que la tecnología no sustituya a la escucha, la empatía y el contacto humano.
- ○ **Apoyo al paciente**: Ayudar a los pacientes a entender y aceptar las tecnologías utilizadas en su atención, respondiendo a sus preguntas y disipando sus preocupaciones.

Competencias clave del auxiliar de cuidados moderno

1. **Competencias técnicas**

- ○ **Herramientas digitales**: saber utilizar programas informáticos, aplicaciones y dispositivos médicos conectados.
- ○ **Comprender los protocolos tecnológicos**: Conocer los procedimientos específicos vinculados al uso de las nuevas tecnologías, los protocolos de seguridad y la protección de datos.

2. Habilidades interpersonales

- ○ **Comunicación adecuada**: explicar claramente el uso de la tecnología a los pacientes en términos que puedan entender.
- ○ **Empatía tecnológica**: comprender las reticencias o dificultades de los pacientes con la tecnología, adaptar su apoyo.

3. Capacidad de resolución de problemas

- ○ **Adaptabilidad**: ser capaz de reaccionar rápidamente ante las averías, encontrar soluciones o pedir la ayuda adecuada.
- ○ **Pensamiento crítico**: evaluar la eficacia de las tecnologías, sugerir mejoras, señalar problemas.

Cuestiones éticas y reglamentarias

1. Protección de datos personales

- ○ **Confidencialidad**: garantizar la seguridad de la información médica digitalizada y cumplir los protocolos de confidencialidad.
- ○ **Cumplimiento legal**: Cumplir las leyes de protección de datos, como el Reglamento General de Protección de Datos (RGPD).

2. Acceso justo

- ○ **Lucha contra las desigualdades**: garantizar que todos los pacientes se beneficien de los avances tecnológicos, independientemente de su situación social, económica o cultural.
- ○ **Adaptación cultural**: tener en cuenta las especificidades culturales en el uso de las tecnologías, respetando las creencias y preferencias de los pacientes.

3. Mantener la autonomía profesional

- **El papel del juicio clínico**: no confiar únicamente en la tecnología, sino utilizar su experiencia para interpretar los datos y tomar decisiones informadas.
- **Formación ética**: participar en cursos de formación sobre las cuestiones éticas que rodean a las tecnologías, de modo que estas consideraciones puedan integrarse en la práctica diaria.

El impacto positivo de la tecnología en la asistencia

1. Mejorar la calidad de la asistencia

- **Precisión y fiabilidad**: las tecnologías reducen los errores y permiten una monitorización más precisa del paciente.
- **Atención personalizada**: los datos recogidos permiten adaptar la atención a las necesidades específicas de cada paciente.

2. Eficacia operativa

- **Ahorro de tiempo**: la automatización de determinadas tareas libera tiempo para la atención directa.
- **Comunicación fluida** : Los sistemas de información facilitan el intercambio de información y la coordinación entre profesionales.

3. Desarrollo profesional

- **Desarrollo de competencias**: aprender nuevas tecnologías enriquece su trayectoria profesional y le abre nuevas perspectivas profesionales.

- ○ **Reconocimiento profesional**: el dominio de la tecnología puede realzar el papel del auxiliar de enfermería dentro del equipo asistencial.

Caso práctico: Integración de un nuevo sistema electrónico de historiales médicos

Cuando un hospital decide introducir un nuevo sistema informatizado de registro de pacientes, el auxiliar de enfermería se enfrenta a una serie de retos:

- **Formación inicial**: Asiste a las sesiones de formación organizadas, toma notas y no duda en hacer preguntas para aclarar puntos complejos.
- **Práctica progresiva**: utilizar el sistema bajo la supervisión de un compañero experimentado, practicar la introducción de datos y consultar la información necesaria.
- **Adaptar las rutinas**: ajustar la forma de trabajar, integrar el uso del sistema en sus tareas diarias, optimizar el tiempo combinando acciones.
- **Apoyo a los compañeros**: compartir consejos y trucos, ayudar a los compañeros en dificultades, contribuir a crear un clima de apoyo mutuo.
- **Comentarios constructivos**: se trata de informar de los problemas encontrados y sugerir mejoras para facilitar el uso del sistema.

Gracias a este enfoque proactivo, el auxiliar de enfermería no sólo se adapta eficazmente al nuevo sistema, sino que contribuye a su éxito y a mejorar la atención al paciente.

- Prevención de riesgos laborales

La prevención de riesgos laborales es una parte esencial del trabajo de auxiliar de enfermería en medicina interna. Al trabajar en contacto directo con los pacientes y enfrentarse a diversas

174

situaciones potencialmente peligrosas, los auxiliares deben ser conscientes de los riesgos a los que están expuestos para proteger su salud, garantizar su seguridad y mantener una calidad asistencial óptima. Este capítulo explora los diferentes tipos de riesgos laborales, las estrategias para prevenirlos y la importancia de una cultura de seguridad dentro del equipo asistencial.

Tipos de riesgos laborales en medicina interna

1. Riesgos biológicos

Los asistentes sanitarios están expuestos a diversos agentes infecciosos cuando atienden a los pacientes:

- **Exposición a agentes patógenos**: las bacterias, los virus y los hongos pueden transmitirse por contacto directo o indirecto.
- **Accidentes con exposición a la sangre (AES)**: los pinchazos, cortes o salpicaduras de fluidos biológicos conllevan un riesgo de transmisión de enfermedades como el VIH, la hepatitis B o C.

2. Riesgos químicos

- **Manipulación de productos químicos**: los desinfectantes, detergentes y fármacos citotóxicos pueden provocar irritaciones, alergias o intoxicaciones.
- **Exposición a aerosoles**: inhalación de partículas al preparar o administrar determinados tratamientos.

3. Riesgos físicos

- **Trastornos musculoesqueléticos (TME)**: los movimientos repetitivos, las posturas forzadas, la manipulación de cargas pesadas (traslados de pacientes) provocan dolores y lesiones en la espalda, los hombros y las articulaciones.

- ◦ **Radiaciones ionizantes** : Exposición durante determinados exámenes radiológicos.

4. Riesgos psicosociales

- ◦ **Estrés y agotamiento**: las grandes cargas de trabajo, los horarios cambiantes, la confrontación con el sufrimiento y la muerte pueden conducir al agotamiento.
- ◦ **Violencia y agresiones**: Los pacientes o visitantes pueden comportarse de forma agresiva, ya sea verbal o físicamente.

5. Riesgos organizativos

- ◦ **Falta de personal**: aumenta la carga de trabajo individual, el estrés y el riesgo de errores.
- ◦ **Falta de formación**: Una formación insuficiente o inadecuada puede conducir a una aplicación incorrecta de los protocolos de seguridad.

Estrategias de prevención de riesgos

1. Formación y sensibilización

- ◦ **Programas de formación continua**: asistir periódicamente a cursos de formación sobre higiene, manipulación, gestión del estrés y procedimientos de emergencia.
- ◦ **Actualización de conocimientos**: mantenerse al día de las nuevas recomendaciones, protocolos y buenas prácticas.

2. Aplicación rigurosa de los protocolos de higiene

- ◦ **Higiene de las manos**: Practicar el lavado de manos o la desinfección por fricción hidroalcohólica según las cinco directrices de la OMS.

- ○ **Utilización de equipos de protección individual (EPI)**: Llevar guantes, mascarillas, gafas y bata cuando sea necesario.

3. Prevención de accidentes con exposición a la sangre

- ○ **Utilizar equipos seguros**: Utilizar dispositivos con sistemas de seguridad incorporados para evitar pinchazos accidentales.
- ○ **Gestión de residuos de riesgo infeccioso**: Deseche correctamente las agujas y los objetos punzantes en contenedores adecuados.

4. Ergonomía y manipulación segura

- ○ **Técnicas de movilización de pacientes**: Aplicación de métodos ergonómicos de transferencia, utilizando ayudas técnicas como grúas de pacientes o sábanas deslizantes.
- ○ **Acondicionamiento del entorno de trabajo**: organizar el espacio para reducir el esfuerzo físico innecesario, ajustar la altura de las camas y los carros.

5. Gestión de los riesgos psicosociales

- ○ **Desarrollar habilidades de comunicación**: aprender a desactivar situaciones conflictivas, adoptar una actitud empática.
- ○ **Apoyo psicológico**: acceder a servicios de apoyo, participar en grupos de debate, compartir experiencias con colegas.
- ○ **Equilibrio entre trabajo y vida privada**: tómese descansos regulares, disfrute de actividades relajantes fuera del trabajo, cuide su salud.

6. Cumplimiento de los procedimientos de seguridad

- **Señalización de peligros**: informar al equipo de cualquier peligro detectado, como suelos resbaladizos o equipos defectuosos.
- **Participar en** simulacros de **seguridad**: participar en simulacros de incendio y en formación sobre planes de emergencia.

La importancia de una cultura de la seguridad

1. Responsabilidad colectiva

- **Compromiso de equipo**: la prevención de riesgos es cosa de todos. Cada miembro del equipo debe estar atento y apoyar a los demás en la aplicación de medidas de seguridad.
- **Comunicación abierta**: fomentar un entorno en el que todo el mundo pueda notificar incidentes o cuasi incidentes sin temor a ser culpado.

2. Apoyo institucional

- **Políticas de prevención**: El establecimiento debe establecer políticas claras, protocolos accesibles y recursos suficientes para la prevención de riesgos.
- **Inversión en equipos**: Proporcionar equipos de protección individual de alta calidad y ayudas técnicas para la manipulación.

3. Evaluación y mejora continua

- **Análisis de incidentes**: Estudiar los accidentes ocurridos para comprender las causas y aplicar medidas correctoras.
- **Actualizar las prácticas**: adaptar los protocolos en función de las reacciones, los avances tecnológicos y las recomendaciones oficiales.

Los beneficios de la prevención de riesgos laborales

- **Salud y bienestar del personal**: una mejor prevención reduce los accidentes laborales y las enfermedades profesionales, y mejora la calidad de vida en el trabajo.
- **Calidad de la asistencia**: unos cuidadores sanos y seguros están en mejores condiciones de prestar una asistencia de calidad a los pacientes.
- **Reducción de costes**: menos accidentes implican menos absentismo, menos costes de asistencia para los cuidadores lesionados y menos costes de indemnización.
- **Clima laboral positivo**: una cultura de seguridad refuerza la confianza entre los miembros del equipo, fomenta la colaboración y la satisfacción laboral.

Casos prácticos

1. **Prevención de un accidente por pinchazo de aguja**
Mientras tomaba una muestra de sangre, un celador se lesionó con una aguja usada. Para prevenir este riesgo :

   - **Utilice agujas con dispositivos de seguridad.**
   - **Nunca vuelva a tapar una aguja usada.**
   - **Deseche la aguja inmediatamente en un contenedor adecuado.**
   - **En caso de accidente**, aplique los protocolos HSE: limpie la herida, notifique el incidente, realice los exámenes necesarios.

2. **Control del estrés en un paciente agresivo**
Un paciente confuso se vuelve agitado y amenazador.

   - **Mantenga una distancia de seguridad.**
   - **Hable con calma**, utilizando frases cortas y tranquilizadoras.
   - **Pide refuerzos** si es necesario.
   - **Tras el incidente,** informe al equipo, identifique los factores desencadenantes y planifique

179

estrategias para evitar situaciones similares en el futuro.

- Conciliación de la vida laboral y familiar

La profesión de auxiliar de enfermería en medicina interna es exigente, tanto física como psicológicamente. Los horarios de trabajo irregulares, los turnos de noche, la carga emocional que supone atender a pacientes que a menudo están gravemente enfermos y los requisitos administrativos pueden dificultar la conciliación de la vida profesional y personal. Sin embargo, lograr este equilibrio es esencial no sólo para el bienestar del cuidador, sino también para la calidad de la atención prestada a los pacientes. Este capítulo explora los retos inherentes a esta profesión y sugiere estrategias para mantener un equilibrio saludable entre la vida laboral y la personal.

Los retos de la conciliación en Medicina Interna

El trabajo de auxiliar de enfermería en medicina interna se caracteriza por jornadas intensas, en las que las necesidades de los pacientes son múltiples y complejas. Los horarios de trabajo escalonados, que a menudo incluyen noches, fines de semana y días festivos, alteran el ritmo biológico y pueden afectar a la vida social y familiar. Además, la carga emocional que supone atender a pacientes con enfermedades crónicas o al final de su vida puede provocar una importante fatiga mental.

Los requisitos administrativos, como llevar registros y asistir a reuniones, se suman a la carga de trabajo. La escasez de personal en algunos departamentos también puede aumentar la carga de trabajo individual, haciendo aún más difícil desconectar al final del día.

Las consecuencias de un desequilibrio entre vida profesional y personal

Un desequilibrio prolongado puede tener repercusiones negativas en la salud física y mental del cuidador. Entre las posibles consecuencias figuran

- **Fatiga crónica**: la falta de descanso y la alteración de los ciclos del sueño pueden provocar una fatiga persistente que afecte al estado de alerta y al rendimiento en el trabajo.

- **Estrés y agotamiento**: La acumulación de estrés sin periodos de recuperación adecuados puede conducir al agotamiento, caracterizado por la fatiga emocional, la despersonalización y un sentimiento de menor realización personal.

- **Problemas de salud**: El estrés constante puede aumentar el riesgo de trastornos cardiovasculares, musculoesqueléticos e inmunitarios.

- **Repercusiones en la vida personal**: las relaciones familiares y sociales pueden resentirse, ya que se pasa menos tiempo con los seres queridos, lo que puede provocar sentimientos de aislamiento o culpabilidad.

- **Reducción de la calidad de los cuidados**: Un cuidador agotado puede tener dificultades para mantener la misma calidad de atención y compasión hacia los pacientes, lo que puede afectar a la relación cuidador-paciente.

Estrategias para lograr un equilibrio saludable

1. Gestión del tiempo y de las prioridades

- ○ **Planificación proactiva**: organice su agenda para tener en cuenta las obligaciones profesionales y personales. Utiliza una agenda para anotar los horarios de trabajo, las citas personales y los periodos de descanso.

○ **Definir prioridades**: identificar lo que es esencial tanto en el trabajo como en casa, y dedicar tiempo a estas actividades. Aprender a decir no a las peticiones que no son prioritarias.

2. Cuidar la salud física

○ **Sueño de calidad**: Fomente un entorno propicio para el sueño, especialmente después de los turnos de noche. Mantener un patrón de sueño regular siempre que sea posible.

○ **Dieta equilibrada**: Come sano para mantener la energía y la salud. Prepara las comidas con antelación para evitar la comida basura cuando estés cansado o tengas poco tiempo.

○ **Actividad física regular**: Incorpore el ejercicio a su rutina, aunque sea en forma de sesiones cortas, para reducir el estrés y mejorar el bienestar general.

3. Gestión del estrés y bienestar mental

○ **Técnicas de relajación**: practique meditación, yoga, respiración profunda u otras técnicas para reducir el estrés cotidiano.

○ **Momentos de desconexión**: Tómese un tiempo fuera del trabajo, sin teléfono ni correos electrónicos, para volver a centrarse en sí mismo o pasar tiempo de calidad con sus seres queridos.

○ **Actividades placenteras**: Dedicar tiempo a aficiones o actividades que proporcionan placer y satisfacción personal.

4. **Mantener las relaciones sociales y familiares**

   ○ **Comunicación abierta**: compartir los retos y limitaciones del trabajo con la familia y los amigos para fomentar la comprensión mutua.

   ○ **Más calidad que cantidad**: Aproveche al máximo el tiempo que pasa con su familia y amigos, estando presente y atento.

   ○ **Apoyo mutuo**: Participe en grupos de apoyo o actividades con colegas para compartir experiencias y consejos.

5. **Establecer límites profesionales**

   ○ **Separación entre trabajo y vida privada**: evite llevarse trabajo a casa. Si es posible, termina las tareas administrativas antes de salir del trabajo.

   ○ **Gestión de llamadas**: no te sientas obligado a responder a llamadas o mensajes relacionados con el trabajo fuera del horario laboral, salvo en caso de emergencia.

6. **Utilizar los recursos disponibles**

   ○ **Programas de bienestar en el lugar de trabajo**: aproveche los servicios que ofrece el establecimiento, como talleres de gestión del estrés, sesiones deportivas o consultas psicológicas.

   ○ **Formación continua**: Participe en cursos de formación sobre gestión del tiempo, desarrollo personal o comunicación para mejorar sus competencias y su satisfacción laboral.

7. **Implicar al equipo y a la dirección**

○ **Comunicación con los superiores**: Exprese sus necesidades y dificultades a sus superiores para que busquen soluciones adecuadas, como horarios de trabajo flexibles o apoyo adicional.

○ **Colaboración entre compañeros**: ayudarse mutuamente a repartir equitativamente la carga de trabajo, cubrir las ausencias y crear un entorno de trabajo positivo.

La importancia de la autocompasión

Es esencial ser amable con uno mismo. Reconocer tus límites, aceptar que no puedes controlarlo todo y evitar sentirte culpable cuando las cosas van mal ayudan a preservar tu salud mental. Tomar distancia de las situaciones estresantes y recordar las razones por las que elegiste esta profesión puede devolverte el sentido y la motivación.

El papel del sistema sanitario

Los hospitales y los departamentos de medicina interna también tienen un papel que desempeñar en el fomento de la conciliación de la vida laboral y familiar:

• **Organización del tiempo de trabajo**: ofrecer horarios flexibles, facilitar a los compañeros el intercambio de turnos, limitar las horas extraordinarias no programadas.

• **Reconocimiento del trabajo**: Valorar los esfuerzos de los asistentes, ofrecer oportunidades de desarrollo profesional, fomentar un entorno de trabajo respetuoso y afectuoso.

• **Apoyo psicológico**: proporcionar recursos para ayudar a los cuidadores a gestionar el estrés y las emociones asociadas a su trabajo.

Capítulo 8

Tecnologías innovadoras en medicina interna

- El impacto de la telemedicina en el papel del asistente sanitario

La telemedicina, definida como el uso de las tecnologías de la información y la comunicación para prestar atención médica a distancia, ha transformado notablemente el panorama sanitario en los últimos años. Ofrece oportunidades para mejorar el acceso a la asistencia, reducir costes y optimizar los recursos disponibles. En este contexto, el papel del asistente sanitario está evolucionando para adaptarse a estas nuevas prácticas. En este capítulo se analiza cómo está influyendo la telemedicina en el papel del asistente sanitario, las competencias necesarias, los retos que debe afrontar y las oportunidades que ofrece para mejorar la calidad de la asistencia.

La telemedicina está cambiando el panorama médico

La telemedicina engloba una serie de prácticas como la teleconsulta, la telepericia, la televigilancia y la teleasistencia. Permite a los pacientes consultar a profesionales sanitarios sin tener que desplazarse, lo que resulta especialmente beneficioso para las personas que viven en zonas rurales o con problemas de movilidad. Este desarrollo tecnológico está cambiando no sólo la relación entre paciente y médico, sino también el papel de otros profesionales sanitarios, incluidos los auxiliares asistenciales.

Nuevas responsabilidades para los auxiliares sanitarios

1. **Asistencia durante las teleconsultas**
   Los asistentes sanitarios pueden asistir a los pacientes durante las teleconsultas, ayudándoles a utilizar los equipos necesarios, como tabletas, ordenadores o dispositivos médicos conectados. De este modo, facilitan la comunicación entre el paciente y el médico y garantizan el buen desarrollo de la consulta a distancia.

2. **Recogida y transmisión de datos sanitarios**
   La telemedicina implica a menudo la transmisión de datos médicos en tiempo real o diferido. El asistente sanitario

desempeña un papel clave en la recogida de estos datos, tomando mediciones como la tensión arterial, el azúcar en sangre y la saturación de oxígeno, y asegurándose de que se transmiten de forma segura a los profesionales correspondientes.

3. **Educación y apoyo al paciente**
   Con la introducción de nuevas tecnologías, algunos pacientes pueden sentirse inquietos. Los asistentes sanitarios les ayudan a aprender a utilizar estas herramientas, les tranquilizan y les animan a participar activamente en su propio cuidado. De este modo, contribuyen a reducir la brecha digital y fomentan la autonomía del paciente.

4. **Coordinación asistencial**
   La telemedicina suele implicar una mayor colaboración interdisciplinar. El auxiliar asistencial participa en la coordinación de los cuidados comunicándose eficazmente con enfermeros, médicos y otros profesionales, compartiendo la información pertinente y garantizando la continuidad asistencial.

Adaptar las competencias de los auxiliares sanitarios

1. **Dominio de las herramientas tecnológicas**
   Los asistentes sanitarios deben desarrollar competencias digitales para utilizar los dispositivos de telemedicina. Esto incluye familiarizarse con el software de gestión de datos sanitarios, las plataformas de teleconsulta y los dispositivos médicos conectados.

2. **Seguridad y confidencialidad de los datos**
   Dado que los auxiliares sanitarios manejan datos sensibles, deben ser conscientes de las cuestiones relacionadas con la protección de la información sanitaria personal. Deben cumplir los protocolos de seguridad

informática y la normativa vigente, como el Reglamento General de Protección de Datos (RGPD).

3. **Comunicación a distancia**
La interacción a través de medios tecnológicos exige adaptar las habilidades de comunicación. Los asistentes sanitarios deben aprender a interpretar señales no verbales limitadas, expresarse con claridad y crear un vínculo de confianza con el paciente a pesar de la distancia.

Ventajas de la telemedicina para los asistentes sanitarios

1. **Mejorar la calidad de la asistencia**
La telemedicina permite un seguimiento más regular y personalizado de los pacientes, lo que puede mejorar la detección precoz de complicaciones y la gestión de las enfermedades crónicas. El auxiliar de enfermería contribuye activamente a esta mejora proporcionando un vínculo eficaz entre el paciente y el equipo médico.

2. **Desarrollo profesional**
Adaptarse a la telemedicina ofrece a los asistentes sanitarios la oportunidad de adquirir nuevas competencias, lo que puede resultar gratificante desde el punto de vista profesional. También abre perspectivas de desarrollo profesional y especialización.

3. **Flexibilidad y eficiencia**
Las tecnologías de telemedicina pueden optimizar el tiempo de los cuidadores, al reducir los desplazamientos innecesarios y permitir una mejor planificación de las intervenciones. Esto puede contribuir a una mejor gestión de la carga de trabajo y a un mayor equilibrio entre vida laboral y personal.

Retos y límites de la telemedicina para los asistentes sanitarios

1. **Formación y acceso a la tecnología**
No todos los asistentes sanitarios tienen las competencias

digitales necesarias ni acceso a la formación adecuada. Es esencial que los centros sanitarios inviertan en formación continua para apoyar esta transición.

2. **La relación cuidador-paciente**
   La mediación de la tecnología puede alterar a veces la calidad de la relación humana. Los cuidadores deben procurar mantener un enfoque empático y personalizado, compensando las limitaciones de las interacciones a distancia.

3. **Aumento de la carga de trabajo**
   La integración de nuevas tareas relacionadas con la telemedicina puede aumentar la carga de trabajo del asistente asistencial. Es importante que se reconozcan estas responsabilidades adicionales y que se pongan a disposición los recursos necesarios.

El futuro papel del auxiliar de enfermería con la telemedicina

La telemedicina está llamada a seguir desarrollándose, sobre todo con los rápidos avances de las tecnologías digitales y la evolución de las necesidades de la población. Los asistentes sanitarios ocupan una posición estratégica para facilitar esta transición, al ser el vínculo esencial entre los pacientes y el sistema sanitario.

1. **Participación en la telemonitorización**
   Los asistentes sanitarios pueden desempeñar un papel clave en los programas de telemonitorización, ayudando a los pacientes a utilizar los dispositivos de monitorización domiciliaria, interpretando los datos básicos y alertando a los profesionales sanitarios cuando sea necesario.

2. **Promoción de la salud y prevención**
   Gracias a la tecnología, los asistentes sanitarios pueden contribuir a iniciativas más amplias de prevención y educación sanitaria, participando en campañas en línea, seminarios web o utilizando aplicaciones específicas.

3.   Mayor colaboración interprofesional

La telemedicina fomenta la creación de redes entre distintos profesionales sanitarios. Así, los cuidadores pueden trabajar con un equipo más amplio, beneficiarse del intercambio de buenas prácticas y participar en proyectos innovadores.

- Utilización de herramientas digitales para el seguimiento de los pacientes

El rápido desarrollo de las tecnologías digitales ha transformado profundamente el campo de la asistencia sanitaria, abriendo nuevas posibilidades para mejorar el seguimiento de los pacientes. En medicina interna, donde los pacientes presentan a menudo patologías complejas que requieren una atención constante, el uso de herramientas digitales se ha convertido en una baza importante. El papel del auxiliar de enfermería, clave en el seguimiento diario de los pacientes, se ha visto enriquecido y optimizado por estas tecnologías. Este capítulo explora el impacto de las herramientas digitales en el seguimiento de los pacientes, las ventajas que aportan, las competencias necesarias para utilizarlas y los retos que deben superarse para integrarlas con éxito en la práctica asistencial.

El auge de las herramientas sanitarias digitales

Las herramientas digitales abarcan una amplia gama de dispositivos y programas informáticos diseñados para recopilar, analizar y compartir datos sanitarios. Entre ellos se incluyen:

- **Expedientes informatizados de pacientes (DPI)**: centralizan la información médica y facilitan el acceso a los datos y la coordinación de la asistencia.
- **Dispositivos de monitorización a distancia**: sensores, monitores de constantes vitales, dispositivos portátiles que

miden continuamente parámetros como la frecuencia cardíaca, la presión arterial y la saturación de oxígeno.

- **Aplicaciones sanitarias móviles (mHealth)**: Programas informáticos en teléfonos inteligentes o tabletas que permiten controlar los síntomas, gestionar la medicación y comunicarse con el equipo sanitario.
- **Plataformas de monitorización remota**: sistemas que recogen y transmiten datos de los pacientes a los profesionales sanitarios para su monitorización a distancia.

Ventajas de las herramientas digitales para el seguimiento de los pacientes

1. **Mejorar la calidad de la asistencia**

   Las herramientas digitales permiten un seguimiento continuo y preciso de los pacientes, favoreciendo la detección precoz de anomalías. Los datos recogidos en tiempo real permiten ajustar rápidamente los tratamientos, evitar complicaciones y mejorar los resultados clínicos.

2. **Optimización del tiempo y los recursos**

   Al automatizar la recogida de datos, los cuidadores pueden dedicar más tiempo a la atención directa y el apoyo al paciente. La reducción de las tareas administrativas y la facilidad de acceso a la información agilizan el proceso de toma de decisiones.

3. **Mejora de la coordinación asistencial**

   Las plataformas digitales facilitan la comunicación entre los distintos profesionales sanitarios. La información se comparte al instante, lo que favorece un enfoque coherente y multidisciplinar del plan de cuidados.

4. **Mayor participación del paciente**

   Las aplicaciones y dispositivos interactivos animan a los pacientes a participar activamente en su propio seguimiento. Pueden seguir los cambios en sus parámetros de salud, comprender el impacto de su estilo de vida en su enfermedad y colaborar más estrechamente con su equipo sanitario.

El papel del auxiliar de enfermería en el uso de las herramientas digitales

1. **Recogida y registro de datos**
   Los auxiliares sanitarios utilizan dispositivos digitales para medir las constantes vitales y otros parámetros relevantes. Garantizan la exactitud de las mediciones, siguiendo los protocolos de uso de los dispositivos, y registran los datos en el sistema informatizado.

2. **Seguimiento e interpretación de la información**
   Gracias a las herramientas digitales, el asistente sanitario puede supervisar continuamente las tendencias de los parámetros de salud del paciente. Está atento a las alertas generadas por los sistemas e identifica las variaciones significativas que requieren una intervención.

3. **Comunicación con el equipo asistencial**
   Si se detecta alguna anomalía, la auxiliar de enfermería informa rápidamente a los enfermeros y médicos. Las herramientas digitales facilitan el intercambio de información, lo que permite una respuesta rápida y adecuada.

4. **Educación y apoyo al paciente**
   Los asistentes sanitarios ayudan a los pacientes a entender cómo utilizar los dispositivos digitales, les orientan en su uso y les animan a participar activamente en su control. Responden a sus preguntas y les tranquilizan sobre el funcionamiento de la tecnología.

5. **Mantenimiento de los equipos**
   Se aseguran de que el equipo funciona correctamente, lo limpian, lo recargan si es necesario e informan de cualquier avería al departamento técnico.

Las competencias necesarias para utilizar las herramientas digitales

1. **Competencia tecnológica**
   Los asistentes sanitarios deben sentirse cómodos utilizando dispositivos digitales, comprender su funcionamiento básico y saber navegar por los programas informáticos de gestión de datos sanitarios.

2. **Formación continua**
   Es importante mantenerse al día de las nuevas tecnologías, asistir a las sesiones de formación organizadas por la escuela y estar al tanto de las actualizaciones del sistema.

3. **Precisión y rigor**
   La fiabilidad de los datos depende de la precisión de las mediciones y de la exactitud de su registro. El auxiliar de enfermería debe estar atento a los detalles, seguir escrupulosamente los protocolos y comprobar la información introducida.

4. **Habilidades de comunicación**
   Explicar el uso de los dispositivos a los pacientes, tranquilizarlos sobre sus preocupaciones tecnológicas y comunicarse eficazmente con el equipo sanitario son habilidades esenciales.

5. **Respeto de la confidencialidad**
   El tratamiento de datos sanitarios delicados requiere el conocimiento de la normativa sobre protección de datos (como el RGPD) y una vigilancia constante para garantizar la confidencialidad de la información.

Los retos de la integración de las herramientas digitales

1. **Formación y adaptación**
   La adopción de nuevas tecnologías puede resultar confusa. Hay que reservar tiempo y recursos para formar al

personal, ajustar las rutinas de trabajo y adaptarse a los cambios.

2. **Fiabilidad y mantenimiento de los equipos**
Los equipos pueden sufrir averías o fallos de funcionamiento. Es importante disponer de un soporte técnico eficaz y de procedimientos para resolver los problemas con rapidez.

3. **Seguridad de los datos**
La protección contra los ciberataques y las filtraciones de datos es una cuestión de primer orden. Hay que establecer protocolos de seguridad y concienciar al personal sobre las buenas prácticas.

4. **Aceptación del paciente**
Algunos pacientes pueden ser reacios a utilizar la tecnología por falta de confianza o de comprensión. El apoyo y la educación son esenciales para fomentar su aceptación.

5. **Carga de trabajo**
La integración de herramientas digitales puede aumentar inicialmente la carga de trabajo debido al tiempo necesario para aprender y adaptarse. Una planificación adecuada y el apoyo institucional pueden mitigar este efecto.

Perspectivas de futuro

La tecnología evoluciona rápidamente y siguen apareciendo nuevas innovaciones:

* **Inteligencia** artificial (IA): la IA puede ayudar a analizar los datos del paciente, predecir riesgos y proponer intervenciones específicas. Los cuidadores podrían trabajar con estos sistemas para perfeccionar el seguimiento.

- **Realidad virtual y aumentada**: estas tecnologías pueden utilizarse para formar al personal, reeducar a los pacientes o facilitar la comprensión de los tratamientos.

- **Internet de los objetos médicos (IoMT)**: La integración de dispositivos conectados podría ofrecer una visión aún más completa del estado de salud de los pacientes, mediante la recopilación de datos de diversos dispositivos.

- Formación en nuevas tecnologías médicas

El rápido desarrollo de las tecnologías médicas ha transformado profundamente el panorama sanitario. Periódicamente aparecen nuevas innovaciones que modifican las prácticas, los protocolos y las interacciones entre los profesionales sanitarios y los pacientes. Para el celador de medicina interna, la formación en nuevas tecnologías médicas es esencial para mantener un alto nivel de competencia, garantizar la calidad de la asistencia y satisfacer las expectativas de un sistema sanitario en constante evolución. Este capítulo explora la importancia de la formación en nuevas tecnologías médicas, las áreas clave de innovación, los retos asociados y las estrategias para una integración exitosa en la práctica diaria.

La importancia de la formación en nuevas tecnologías médicas

1. **Adaptarse a los cambios de la profesión**

   Las nuevas tecnologías están cambiando las tareas y responsabilidades de los auxiliares de cuidados. La formación le permite :

   - **Actualice sus conocimientos**: incorpore nuevas prácticas para seguir siendo relevante y eficaz.
   - **Anticiparse al cambio**: Ser proactivo ante el cambio, en lugar de estar sujeto a los cambios de la empresa.

- ○ **Potenciar su papel**: Demostrar su capacidad para evolucionar, reforzando así su posición dentro del equipo sanitario.

2. Mejorar la calidad de la asistencia
Dominar las tecnologías innovadoras contribuye a :

- ○ **Optimizar la asistencia**: utilizar herramientas más precisas y eficaces para controlar a los pacientes.
- ○ **Mejorar la seguridad**: reducir los errores mediante dispositivos inteligentes y sistemas de alerta.
- ○ **Personalizar la asistencia**: Adaptar la asistencia a partir de los datos recogidos por las nuevas tecnologías.

3. Satisfacción del paciente
Los pacientes están cada vez mejor informados y son más conscientes de las tecnologías utilizadas en sus cuidados. Una formación adecuada permite a los asistentes sanitarios :

- ○ **Responder a las preguntas de los pacientes**: Explicarles cómo funcionan los dispositivos y tranquilizarles sobre cómo utilizarlos.
- ○ **Mejorar la experiencia del paciente**: ofrecer una atención moderna y adaptada a las expectativas actuales.

Los ámbitos clave de las nuevas tecnologías médicas

1. Dispositivos médicos conectados

- ○ **Monitores portátiles de constantes vitales**: para una monitorización continua y menos invasiva.
- ○ **Bombas de infusión inteligentes**: Ofrecen un control preciso de la administración de fármacos.

- ○ **Sensores de movimiento**: Ayudan a prevenir caídas detectando movimientos inusuales.

2. Sistemas de información sanitaria

- ○ **Historias clínicas informatizadas (DPI)**: centralizan la información médica y facilitan el acceso a los datos.
- ○ **Aplicaciones móviles**: ayudan a planificar los cuidados y la comunicación entre profesionales.
- ○ **Plataformas de coordinación asistencial**: Promover el trabajo en equipo y la continuidad asistencial.

3. Tecnologías de realidad virtual y aumentada

- ○ **Formación inmersiva**: simulaciones para aprender gestos técnicos con total seguridad.
- ○ **Apoyo al paciente**: Uso para el tratamiento del dolor y la rehabilitación.

4. Inteligencia artificial y macrodatos

- ○ **Análisis predictivo**: anticipa riesgos, ayuda a tomar decisiones.
- ○ **Asistentes virtuales**: ayudan a los profesionales en tareas administrativas o de clasificación de la información.

Retos asociados a la formación en nuevas tecnologías

1. **Barreras tecnológicas**

   ○ **Falta de familiaridad**: es posible que algunos auxiliares asistenciales no se sientan cómodos con las tecnologías digitales.
   ○ **Complejidad de las herramientas**: los dispositivos pueden ser sofisticados y requerir una formación en profundidad.

2. **Recursos limitados**

   ○ **Tiempo disponible**: la carga de trabajo puede dificultar la participación en cursos de formación.
   ○ **Apoyo institucional**: Las escuelas necesitan invertir en formación y equipamiento.

3. **Resistencia al cambio**

   ○ **Preocupación por el empleo**: temor a que la tecnología sustituya a la mano de obra humana.
   ○ **Hábitos establecidos** : Dificultad para cambiar prácticas arraigadas.

4. **Cuestiones éticas y jurídicas**

   ○ **Protección de datos**: Respetar la confidencialidad y seguridad de la información recogida.
   ○ **Responsabilidad profesional**: comprender las implicaciones jurídicas del uso de la tecnología.

Estrategias para una formación eficaz

1. Enfoque progresivo y adaptado

- **Formación modular**: dividir la formación en módulos breves para facilitar el aprendizaje.
- **Aprendizaje práctico**: Fomente talleres y demostraciones en situaciones reales.

2. Apoyo institucional

- **Programas de formación continua**: Los establecimientos deben ofrecer formación periódica como parte de su horario de trabajo.
- **Apoyo personalizado**: se ponen a disposición tutores o mentores para ayudar a los asistentes en su formación.

3. Utilización de recursos digitales

- **E-learning**: cursos en línea accesibles en cualquier momento, que le permiten adaptarse a su propio ritmo.
- **Comunidades de práctica**: foros, grupos en línea para intercambiar ideas con compañeros y compartir experiencias.

4. Valorar las competencias adquiridas

- **Reconocimiento profesional**: certificados, validación del aprendizaje previo para motivar a los auxiliares de cuidados.
- **Perspectivas de desarrollo**: oportunidades de progresión profesional gracias a nuevas competencias.

5. **Integrar la ética y la legislación en la formación**

- ○ **Sensibilizar sobre los problemas**: abordar las cuestiones de confidencialidad, consentimiento y responsabilidad.
- ○ **Actualización normativa**: información sobre las leyes y normativas vigentes en materia de tecnologías médicas.

El impacto positivo en la práctica diaria

1. **Aumento de la eficiencia**

- ○ **Automatice las tareas repetitivas**: reduzca el tiempo dedicado a tareas administrativas.
- ○ **Mejor organización**: planificación asistencial optimizada gracias a las herramientas digitales.

2. **Mejorar la comunicación**

- ○ **Intercambios más sencillos**: comunicación instantánea con el equipo asistencial, intercambio de información en tiempo real.
- ○ **Trazabilidad de las acciones**: historial de los cuidados prestados, seguimiento de las intervenciones.

3. **Mejorar la seguridad de los pacientes**

- ○ **Reducción de errores**: alertas en caso de dosificación incorrecta, incompatibilidades de medicamentos.
- ○ **Mayor vigilancia**: detección precoz de anomalías gracias a los dispositivos de vigilancia.

4. Mayor satisfacción laboral

- ◦ **Sentimiento de competencia**: dominar las nuevas tecnologías aumenta la confianza en uno mismo.
- ◦ **Reconocimiento de la función**: contribución visible a la innovación y a la mejora de la asistencia.

Ejemplos concretos de integración con éxito

1. **Uso de tabletas para los cuidados**
La auxiliar de enfermería utiliza una tableta para acceder a los expedientes de los pacientes, registrar los cuidados prestados y consultar los protocolos. De este modo, la información se actualiza en tiempo real, se reducen los errores de transcripción y se mejora la coordinación con el equipo.

2. **Formación en realidad virtual**
Las sesiones de formación en realidad virtual permiten a los asistentes practicar procedimientos técnicos en un entorno simulado, sin riesgo para los pacientes. Esto mejora su dominio de los procedimientos y aumenta su confianza antes de ponerlos en práctica.

3. **Control remoto de las constantes vitales**
Gracias a los dispositivos conectados, los asistentes asistenciales pueden controlar continuamente las constantes vitales de los pacientes, incluso cuando no están físicamente presentes con ellos. En caso de anomalía, se activa una alerta que permite intervenir rápidamente.

- • Seguridad y confidencialidad de los datos de los pacientes
La seguridad y confidencialidad de los datos de los pacientes son cuestiones cruciales en el sector sanitario. Con la creciente

digitalización de la información médica, la protección de los datos personales se ha convertido en una de las principales preocupaciones de los profesionales sanitarios, los centros sanitarios y los propios pacientes. En Medicina Interna, donde con frecuencia se maneja información sensible, es esencial comprender las obligaciones legales, éticas y prácticas asociadas a la gestión de datos. Este capítulo explora la importancia de la seguridad y la confidencialidad de los datos de los pacientes, las responsabilidades de los asistentes sanitarios, las buenas prácticas y los retos actuales en este ámbito.

La importancia de la seguridad y la confidencialidad de los datos de los pacientes

1. **Respeto de los derechos fundamentales**
    El derecho a la intimidad y a la protección de los datos personales es un derecho fundamental reconocido por la Declaración Universal de los Derechos Humanos y las legislaciones nacionales. Los pacientes tienen derecho a controlar quién tiene acceso a su información médica y cómo se utiliza.

2. **Confianza entre el paciente y el profesional sanitario**
    La relación de confianza es la base de la práctica médica. Los pacientes deben poder confiar plenamente en sus cuidadores, sabiendo que su información será tratada con discreción y respeto. Garantizar la confidencialidad fomenta la comunicación abierta, esencial para una asistencia eficaz.

3. **Prevención de daños**
    La divulgación no autorizada de datos médicos puede tener consecuencias negativas para los pacientes, como discriminación, estigmatización o repercusiones en su vida personal y profesional. La seguridad de los datos pretende prevenir estos riesgos.

Marco jurídico y reglamentario

1. **El Reglamento general de protección de datos (RGPD)**
    El GDPR, que entró en vigor en mayo de 2018, refuerza la protección de los datos personales en la Unión Europea. Impone obligaciones estrictas a las organizaciones que tratan datos, incluidos los centros sanitarios, en relación con la recopilación, el tratamiento, el almacenamiento y la seguridad de la información.

2. **El Código de Salud Pública**
    En Francia, el Código de Salud Pública estipula que los profesionales de la salud están obligados a respetar el secreto médico. Cualquier incumplimiento está sujeto a sanciones penales y disciplinarias.

3. **Recomendaciones de la CNIL**
    La Commission Nationale de l'Informatique et des Libertés (CNIL) emite recomendaciones específicas para el sector sanitario, orientando las prácticas de protección de datos.

Funciones y responsabilidades del asistente

1. **Respeto del secreto profesional**
    Los asistentes sanitarios están sujetos al secreto profesional del mismo modo que los demás profesionales sanitarios. Deben velar por no divulgar ninguna información de la que tengan conocimiento en el ejercicio de sus funciones, ya sea verbalmente, por escrito o por cualquier otro medio.

2. **Gestión de la información**

    ◦   **Acceso limitado a los datos**: acceso únicamente a la información necesaria para llevar a cabo sus tareas.

- ○ **Transmisión segura**: Comparta información con el equipo sanitario sólo si es relevante para la atención del paciente, utilizando canales seguros.
- ○ **Discreción**: Evite hablar de los pacientes en lugares públicos o en presencia de personas no autorizadas.

3. **Utilización de herramientas digitales**

   Con la digitalización de los historiales de los pacientes, los asistentes sanitarios deben :

   - ○ **Conéctese con identificadores personales**: no comparta sus códigos de acceso.
   - ○ **Cerrar las sesiones después de usarlas**: para evitar que personas no autorizadas accedan a la información.
   - ○ **Notifique las anomalías**: informe al departamento informático si sospecha que se ha producido un fallo de seguridad o un funcionamiento incorrecto.

Buenas prácticas para la seguridad de los datos

1. **Formación y sensibilización**

   - ○ **Participe en la formación**: manténgase al día de los protocolos de seguridad, las actualizaciones legislativas y las nuevas amenazas.
   - ○ **Comprender los riesgos**: conocer las posibles consecuencias de una violación de datos para el paciente y la institución.

2. **Adoptar una actitud proactiva**

   - ○ **Comprobar la identidad**: antes de transmitir información, compruebe la identidad de la persona con la que trata y su derecho a acceder a los datos.
   - ○ **Utilice contraseñas seguras**: Elige contraseñas complejas y cámbialas con regularidad.

- ○ **Evite los soportes no seguros**: no almacene la información de los pacientes en dispositivos personales no protegidos (memorias USB, ordenadores personales).

3. **Comunicación segura**

- ○ **Evite conversaciones delicadas en público**: no hable de casos de pacientes en pasillos, ascensores u otros lugares en los que terceras personas puedan escuchar.
- ○ **Utilizar herramientas institucionales**: Dar preferencia a los sistemas de mensajería seguros proporcionados por la escuela para todas las comunicaciones profesionales.

Retos actuales y posibles soluciones

1. **Ciberamenazas**
Los centros sanitarios son blanco de ciberataques, como el ransomware, que pueden poner en peligro los datos de los pacientes.

- ○ **Soluciones**:
  - ▪ **Actualizaciones periódicas**: asegúrese de que sus sistemas y programas están al día para beneficiarse de la protección más reciente.
  - ▪ **Seguridad reforzada**: utilice programas antivirus, cortafuegos y sistemas de detección de intrusos.

2. **Mayor acceso a los datos**
Con el desarrollo de la telemedicina y las aplicaciones sanitarias, los puntos de acceso a los datos se multiplican.

○ **Soluciones**:
- **Control de acceso**: aplique políticas de autenticación sólidas.
- **Trazabilidad**: Registre el acceso a los datos para detectar cualquier anomalía.

3. **Equilibrio entre accesibilidad y seguridad**
Facilitar el acceso a la información para una atención rápida al tiempo que se protegen los datos es un reto constante.

○ **Soluciones** :
- **Políticas claras**: Definir protocolos que concilien una atención eficaz y la protección de datos.
- **Formación continua**: sensibilizar al personal sobre las buenas prácticas para que se implique en la seguridad.

Casos prácticos que ilustran los principios de seguridad

1. **Situación: Utilización de un puesto informático compartido**
El celador utiliza un ordenador para consultar el expediente de un paciente. Después de la consulta, le llaman por una urgencia y abandona el puesto de trabajo sin desconectarse.

○ **Riesgo**: una persona no autorizada podría acceder a los datos.
○ **Práctica recomendada**: Bloquee o cierre siempre la sesión antes de abandonar su puesto de trabajo, aunque sea por una breve ausencia.

2. **Situación: Solicitud de información por teléfono**
Una persona llama diciendo ser un familiar y pide información sobre el estado de salud de un paciente.

- ○ **Riesgo**: divulgación de información a una persona no autorizada.
- ○ **Buena práctica**: No facilites información sensible por teléfono a menos que estés seguro de la identidad de la persona que llama y de su derecho a recibir esta información. Remite a la persona al médico o servicio correspondiente.

El papel de la tecnología en la seguridad de los datos

1. **Cifrado de datos**
   Los datos sensibles deben encriptarse, tanto en reposo como durante su transmisión, para impedir su lectura en caso de acceso no autorizado.

2. **Autenticación multifactor**
   El uso de varios métodos de autenticación (contraseña, credencial, huella dactilar) refuerza la seguridad del acceso al sistema.

3. **Software de gestión de identidades**
   Estas herramientas permiten gestionar los derechos de acceso en función de la función de cada usuario, limitando así la exposición de los datos.

Responsabilidades en caso de violación de datos

1. **Obligaciones legales**
   En caso de infracción, el establecimiento debe notificarlo a la CNIL y, en algunos casos, a los pacientes afectados. Las sanciones pueden incluir multas importantes.

2. **Consecuencias profesionales**
   El personal implicado en una infracción puede ser objeto de sanciones disciplinarias o incluso penales, dependiendo de la gravedad de la falta.

3. Impacto en la reputación

Una filtración de datos puede dañar la confianza de los pacientes y afectar a la reputación de la institución.

Capítulo 9

Estudios de casos y ejemplos prácticos

- Análisis de situaciones clínicas complejas

La práctica del auxiliar de enfermería en medicina interna se enfrenta a menudo a situaciones clínicas complejas que requieren un análisis en profundidad, una reflexión crítica y una adaptación constante. Estas situaciones pueden derivarse de la gravedad de las patologías, de la multiplicidad de problemas de salud en un mismo paciente o de las interacciones entre los aspectos físicos, psicológicos y sociales de la enfermedad. El auxiliar de enfermería desempeña un papel clave en el análisis de estas situaciones, en estrecha colaboración con el equipo asistencial, para garantizar que el paciente reciba una atención global eficaz. Este capítulo explora la importancia de analizar las situaciones clínicas complejas, las competencias necesarias para abordarlas y las estrategias para optimizar los cuidados en estos contextos.

Comprender la complejidad en medicina interna

La medicina interna es una disciplina caracterizada por el tratamiento de pacientes con múltiples patologías, a menudo crónicas e interconectadas. La complejidad clínica se deriva de varios factores:

1. **Pluripatología**: los pacientes pueden padecer varias enfermedades al mismo tiempo, como diabetes, insuficiencia cardiaca y enfermedad renal, lo que complica el diagnóstico, el tratamiento y el seguimiento.

2. **Polimedicación**: el uso de un gran número de medicamentos aumenta el riesgo de interacciones farmacológicas, efectos secundarios y dificultades para cumplir el tratamiento.

3. **Edad avanzada y fragilidad**: los pacientes ancianos suelen tener reservas fisiológicas reducidas, mayor vulnerabilidad al estrés y necesidades de cuidados específicas.

4. **Factores psicosociales**: la situación social, el apoyo familiar, las creencias culturales y los factores

210

psicológicos influyen en la forma en que los pacientes viven su enfermedad y se adhieren al tratamiento.

El papel del asistente asistencial en el análisis de situaciones complejas

El auxiliar de enfermería está lo más cerca posible del paciente, lo que le sitúa en una posición privilegiada para observar, comprender e intervenir en situaciones complejas. Sus responsabilidades incluyen :

1. **Observación detallada y sistemática**

   ○ **Signos clínicos**: Observe los cambios en el estado general del paciente, como la temperatura, el dolor, la respiración, el apetito y el sueño.
   ○ **Comportamiento y estado de ánimo**: Observar si hay signos de depresión, ansiedad, agitación o confusión.
   ○ **Funcionamiento diario**: Evaluar la autonomía del paciente en las actividades de la vida diaria, como la higiene, la alimentación y la movilidad.

2. **Comunicación con el paciente**

   ○ **Escucha activa**: Permitir que los pacientes expresen sus preocupaciones, síntomas y dificultades.
   ○ **Empatía y apoyo**: crear un clima de confianza para facilitar el intercambio de información sensible.

3. **Colaboración con el equipo asistencial**

   ○ **Transmitir información**: comunicar con claridad y precisión las observaciones a enfermeros y médicos.

- ○ **Participar en las reuniones de síntesis**: contribuir a la elaboración del plan de cuidados compartiendo su punto de vista.
- ○ **Coordinación de las intervenciones**: colaboración con distintos profesionales (fisioterapeuta, dietista, psicólogo) para garantizar un enfoque multidisciplinar.

Habilidades necesarias para analizar situaciones complejas

1. **Conocimientos profundos**

   - ○ **Patologías comunes en medicina interna**: Conocer los signos, síntomas y necesidades específicas asociadas a las principales enfermedades.
   - ○ **Farmacología básica**: comprender los efectos de los medicamentos de uso común y los signos de efectos secundarios o toxicidad.

2. **Capacidad de observación y evaluación**

   - ○ **Observación detallada**: desarrollar un agudo sentido de la observación para detectar cambios sutiles.
   - ○ **Análisis crítico**: relacionar las observaciones con los conocimientos para identificar posibles problemas.

3. **Comunicación eficaz**

   - ○ **Claridad y precisión**: transmitir la información de forma concisa, utilizando un lenguaje apropiado.
   - ○ **Adaptación al paciente**: Adaptar la comunicación a las capacidades cognitivas, culturales y lingüísticas del paciente.

4. Reflexión ética

- ○ **Respeto de la autonomía**: tener en cuenta las elecciones y preferencias del paciente a la hora de planificar los cuidados.
- ○ **Confidencialidad**: Proteger la información sensible al tiempo que se garantiza una comunicación eficaz con el equipo.

Estrategias de intervención en situaciones complejas

1. Enfoque centrado en el paciente

- ○ **Atención personalizada**: adaptar las intervenciones a las necesidades específicas del paciente, teniendo en cuenta sus preferencias, valores y contexto vital.
- ○ **Participación activa del paciente**: animar a los pacientes a implicarse en las decisiones relativas a su salud.

2. Trabajo en equipo interdisciplinar

- ○ **Coordinación**: trabajar con distintos profesionales para garantizar una atención coherente e integrada.
- ○ **Compartir información**: Utilizar herramientas de comunicación eficaces, como archivos compartidos, reuniones de equipo y comunicaciones escritas.

3. Planificación y priorización

- ○ **Identificar los problemas clave**: evaluar las prioridades en función de la gravedad, la urgencia y el impacto en la calidad de vida.
- ○ **Plan de acción estructurado**: Establecer objetivos claros, intervenciones específicas y criterios de evaluación.

4. Formación continua

- ○ **Mantenerse al día**: participar en cursos de formación, talleres y lecturas para estar al día de los avances médicos y las mejores prácticas.
- ○ **Reflexionar sobre la práctica**: analizar las situaciones encontradas, identificar las lecciones aprendidas y ajustar los planteamientos futuros.

Ejemplos de situaciones clínicas complejas

1. Paciente anciano polimórbido con confusión aguda

- ○ **Antecedentes**: El Sr. Martin, de 82 años, que había ingresado en el hospital con neumonía, padecía también insuficiencia cardiaca y diabetes. Súbitamente desarrolló confusión, con agitación nocturna.
- ○ **Intervención del auxiliar de cuidados** :
  - ▪ **Observación**: Observe los signos de desorientación, los cambios de comportamiento, la diuresis y los niveles de azúcar en sangre.
  - ▪ **Comunicación**: informar a la enfermera de las observaciones, participar en la evaluación del riesgo de delirio.
  - ▪ **Acciones específicas**: Garantizar un entorno tranquilo, hacer que los pacientes se sientan seguros para evitar caídas, ayudarles a orientarse en tiempo y lugar (reloj, calendario).
  - ▪ **Colaboración**: Trabajar con el equipo para ajustar el plan de cuidados, por ejemplo adaptando los horarios de sueño o controlando el dolor.

2. Pacientes con heridas crónicas y desnutrición

- **Antecedentes**: la Sra. Dupont, de 65 años, padece úlceras en las piernas relacionadas con una insuficiencia venosa y está desnutrida como consecuencia de una anorexia.
- **Intervención del auxiliar de cuidados** :
  - **Observación**: Vigilar el estado de la herida, la ingesta de alimentos, el peso y los signos de infección.
  - **Apoyo nutricional**: fomentar los hábitos alimentarios, ofrecer tentempiés ricos en proteínas, colaborar con el dietista.
  - **Cuidados locales**: Participar en los cuidados de higiene preservando la integridad de la piel, aplicando protocolos de prevención de úlceras por presión.
  - **Educación**: Informar al paciente sobre la importancia de la nutrición para la curación, apoyar la motivación.

Gestionar los retos de las situaciones complejas

1. Carga emocional

- **Reconocer las emociones**: Ser consciente del impacto emocional que estas situaciones pueden tener en el cuidador.
- **Apoyo profesional**: participar en grupos de discusión, compartir con colegas, buscar ayuda del psicólogo del equipo.

2. Gestión del tiempo

- **Organización**: planificación de las tareas en función de las prioridades, utilizando herramientas de gestión del tiempo.
- **Pedir ayuda**: no dudes en pedir ayuda a tus compañeros o a tu jefe si estás desbordado.

3. Comunicaciones complejas

- ○ **Adaptación**: Utilización de técnicas de comunicación adaptadas a pacientes con dificultades cognitivas o lingüísticas.
- ○ **Formación**: Formación en métodos alternativos de comunicación, como la comunicación no verbal y los soportes visuales.

La importancia de la reflexión ética

En situaciones complejas pueden surgir dilemas éticos:

- **Autonomía frente a seguridad**: respetar el deseo del paciente de volver a casa a pesar de los riesgos.
- **Confidencialidad frente a necesidad de compartir información**: comunicar información sensible por el bien del paciente.

Los asistentes sanitarios deben :

- **Reflexionar sobre los valores en juego**: identificar los principios éticos en juego.
- **Consultar al equipo**: Discutir los dilemas con los compañeros, el director, el comité de ética si es necesario.
- **Tomar decisiones con conocimiento de causa**: Actuar con respeto al paciente y a las obligaciones profesionales.

- Gestión de imprevistos y emergencias

Hacer frente a imprevistos y emergencias es una parte esencial del papel del auxiliar de enfermería en medicina interna. Las situaciones de emergencia pueden surgir en cualquier momento, y el auxiliar de enfermería, que está en primera línea con los pacientes, debe ser capaz de reaccionar con rapidez y eficacia. Esta capacidad para hacer frente a lo inesperado se basa en una combinación de conocimientos, habilidades prácticas, actitudes profesionales y colaboración con el equipo sanitario. Este capítulo explora los principios fundamentales de la gestión de contingencias y emergencias, las habilidades necesarias, los protocolos a seguir y la importancia de la preparación y la formación continua.

Comprender las contingencias y emergencias en medicina interna

En medicina interna, los pacientes suelen presentar patologías complejas e inestables, lo que aumenta el riesgo de complicaciones súbitas. Los imprevistos pueden incluir :

1. **Deterioro repentino de la salud**: descenso de la tensión arterial, dificultad respiratoria, problemas del ritmo cardíaco.
2. **Eventos agudos**: Angina de pecho, ictus, hemorragia digestiva.
3. **Reacciones adversas al tratamiento**: Alergias a medicamentos, efectos secundarios graves.
4. **Accidentes**: Caídas, lesiones, ingestión de sustancias nocivas.

La capacidad de reconocer rápidamente estas situaciones y actuar adecuadamente es crucial para la seguridad y el pronóstico del paciente.

El papel del auxiliar de enfermería en la gestión de emergencias

1. **Observación y detección precoz**

   ◦ **Vigilancia** constante: Prestar atención a las constantes vitales, el aspecto físico, el comportamiento y las quejas del paciente.
   ◦ **Reconocer las señales de alarma**: Identificar los síntomas que indican una emergencia, como dolor torácico, disnea, confusión repentina o hemorragia.

2. Reacción inmediata

- **Alertar al equipo asistencial**: Informar inmediatamente a la enfermera o al médico en caso de situación crítica, facilitando información precisa y concisa.
- **Introducción a los primeros auxilios**: Si ha recibido formación y está autorizado, inicie los procedimientos de primeros auxilios, como la reanimación cardiopulmonar (RCP), la colocación del paciente en posición lateral de seguridad y la compresión de una hemorragia.

3. Aplicación de protocolos de emergencia

- **Conocimiento de los procedimientos**: dominio de los protocolos internos para situaciones de emergencia específicas.
- **Utilización de equipos de emergencia**: saber dónde encontrar equipos de emergencia (desfibrilador, carro de emergencias) y cómo utilizarlos.

4. Asistencia al equipo médico

- **Preparación del equipo**: Traer los materiales necesarios, preparar el equipo, instalar al paciente como se indica.
- **Colaboración activa**: Siga las instrucciones de la enfermera o del médico, participe en las maniobras si es necesario.

5. Apoyo a pacientes y familiares

- **Comunicación**: Tranquilice al paciente si es posible, explíquele con calma lo que está ocurriendo.

- ○ **Trato con los familiares**: Informar a los familiares con empatía, guiarles a una sala de espera adecuada.

Conocimientos de gestión de emergencias

1. **Conocimientos teóricos**

   - ○ **Fisiopatología**: Comprender los mecanismos de las urgencias comunes en medicina interna.
   - ○ **Primeros auxilios**: Aprenda técnicas básicas de primeros auxilios y reanimación.

2. **Habilidades prácticas**

   - ○ **Técnica de reanimación cardiopulmonar**: aprenda a realizar compresiones torácicas y respiraciones eficaces.
   - ○ **Utilizar un desfibrilador externo automático (DEA)**: recibir formación sobre su uso.

3. **Competencias no técnicas**

   - ○ **Gestión del estrés**: mantener la calma, tomar decisiones rápidas y racionales.
   - ○ **Comunicación eficaz**: transmitir información con claridad, escuchar instrucciones.

4. **Actitudes profesionales**

   - ○ **Proactividad**: No dude en actuar en interés del paciente.
   - ○ **Espíritu de equipo**: trabajar en armonía con los compañeros, apoyando el esfuerzo colectivo.

Protocolos y procedimientos de emergencia

1. **Alarma y movilización de recursos**

- ○ **Procedimientos de alerta**: conocer los números de llamada internos, los códigos de emergencia (por ejemplo, "Code Bleu").
- ○ **Movilizar al equipo**: asegurarse de que todas las personas necesarias estén informadas.

2. **Seguridad del paciente y del entorno**

- ○ **Evaluación del entorno**: Comprobación de que el entorno es seguro para el paciente y los cuidadores.
- ○ **Prevenir las complicaciones**: Por ejemplo, despejar las vías respiratorias, evitar movimientos innecesarios en caso de traumatismo.

3. **Documentación y trazabilidad**

- ○ **Registrar los acontecimientos**: Anotar las horas, las acciones realizadas y las observaciones importantes.
- ○ **Comunicación con los servicios competentes**: si es necesario, preparar el traslado a una unidad de cuidados intensivos o a un servicio especializado.

Formación y preparación

1. **Formación inicial y continua**

- ○ **Certificaciones**: Obtener y mantener al día las certificaciones de primeros auxilios y RCP.
- ○ **Formación interna**: Participación en sesiones de formación organizadas por la escuela.

2. **Simulaciones y ejercicios prácticos**

- ○ **Escenarios de emergencia**: Participe en simulacros para reforzar los reflejos y la coordinación.

- ○ **Debriefings**: Tras ejercicios o emergencias reales, analizar las acciones para aprender de ellas.

3. **Conocimiento de los equipos**

   - ○ **Localización de equipos**: Saber dónde encontrar los carros de urgencias, desfibriladores y equipos de oxigenoterapia.
   - ○ **Manejo del equipo**: practica el uso de los dispositivos para estar preparado cuando sea necesario.

Gestión de contingencias no médicas

Los imprevistos no son sólo las urgencias médicas. El auxiliar de enfermería puede enfrentarse a otras situaciones imprevistas:

1. **Ausencias del personal**

   - ○ **Reorganizar el trabajo**: adaptar la distribución de tareas, priorizar los cuidados esenciales.
   - ○ **Comunicación**: Informar al ejecutivo sanitario, pedir refuerzos si es necesario.

2. **Fallos del equipo**

   - ○ **Informe**: Informe inmediatamente al departamento técnico.
   - ○ **Soluciones alternativas**: Utilizar equipos de sustitución, adaptar los métodos de trabajo.

3. **Incidentes medioambientales**

   - ○ **Incendios, inundaciones, cortes de electricidad**: conocer los planes de evacuación y los procedimientos de emergencia.
   - ○ **Garantizar la seguridad del paciente**: Ayudar en la evacuación, mantener el confort y la seguridad.

Impacto emocional y apoyo

1. **Gestión de las emociones**

   ◦ **Conciencia**: reconocer las propias reacciones ante el estrés y las situaciones críticas.
   ◦ **Técnicas de afrontamiento**: utilizar métodos para controlar el estrés, como la respiración profunda y el pensamiento positivo.

2. **Apoyo mutuo**

   ◦ **Debriefing en equipo**: compartir experiencias, expresar emociones, apoyar a los compañeros.
   ◦ **Acceso a recursos**: Busque ayuda de un psicólogo o profesional de apoyo si es necesario.

3. **Prevenir el agotamiento**

   ◦ **Conciliación de la vida laboral y familiar**: asegúrese de descansar lo suficiente y mantener actividades agradables fuera del trabajo.
   ◦ **Formación en gestión del estrés**: participar en talleres o cursos de formación para desarrollar habilidades de resiliencia.

Caso práctico: Reaccionar ante un deterioro repentino

La Sra. Lefèvre, de 68 años, ingresada en el hospital por insuficiencia renal, se quejó repentinamente de dolores torácicos y disnea.

- **Observación del asistente**: Observa la aparición repentina de los síntomas, la palidez de la cara, el sudor frío.
- **Acción inmediata**:
  ◦ **Alerta**: informa rápidamente a la enfermera con detalles precisos.

- ◦ **Posicionamiento**: Ayuda al paciente a sentarse para facilitar la respiración.
- ◦ **Mida las constantes vitales**: si es posible, tome la tensión arterial, el pulso y la saturación de oxígeno.

- • **Apoyo al equipo** :
  - ◦ **Preparación del equipo**: Llevar carro de urgencias, preparar oxígeno.
  - ◦ **Apoyo a la paciente**: Permanecer a su lado, tranquilizarla, seguir la evolución de sus síntomas.

- • Estrategias de resolución de problemas

La capacidad de resolver problemas con eficacia es una habilidad fundamental para el celador de medicina interna. Enfrentado a situaciones variadas y a menudo complejas, el celador debe ser capaz de analizar los retos, proponer soluciones apropiadas e implementar acciones adecuadas para garantizar el bienestar de los pacientes. Este capítulo explora las diferentes estrategias de resolución de problemas, las etapas clave del proceso, las habilidades necesarias y la importancia de la colaboración interprofesional en el desarrollo de soluciones eficaces.

Comprender la naturaleza de los problemas en medicina interna

En medicina interna, los problemas a los que se enfrenta el celador pueden ser de diversa índole:

1. **Problemas clínicos**: controlar los síntomas, observar los signos de deterioro, adaptar los cuidados a las necesidades específicas de los pacientes.

2. **Problemas organizativos**: planificación de los cuidados, gestión del tiempo, coordinación con el equipo asistencial, disponibilidad de equipos.

3. **Problemas relacionales**: comunicación con los pacientes y sus familias, gestión de conflictos, adaptación a la diversidad cultural y lingüística.

4. **Cuestiones éticas**: Dilemas relacionados con el respeto de la autonomía del paciente, la confidencialidad, las decisiones al final de la vida.

Etapas clave en la resolución de problemas

1. **Identificar el problema**

   ◦ **Observación minuciosa**: Tomar conciencia de la situación problemática mediante la observación meticulosa de los hechos.

   ◦ **Definición precisa**: Formule claramente el problema en términos concretos y comprensibles.

2. **Análisis del problema**

   ◦ **Recopilación de información**: reunir todos los datos pertinentes, incluidos los antecedentes del paciente, las observaciones clínicas y la información contextual.

   ◦ **Comprender las causas**: identificar los factores que contribuyen, distinguir las causas profundas de los síntomas aparentes.

3. **Generación de posibles soluciones**

   ◦ **Lluvia de ideas**: Proponer varias opciones sin un juicio inicial, fomentar la creatividad.

   ◦ **Consulta**: Involucrar a colegas, enfermeras y médicos para beneficiarse de múltiples perspectivas.

4. **Evaluación de las opciones**

   ◦ **Análisis de ventajas e inconvenientes**: Considera la eficacia potencial, la viabilidad y los riesgos asociados a cada solución.

   ◦ **Tener en cuenta los recursos**: evaluar la disponibilidad de materiales, tiempo y el personal necesario.

5. **Elegir la mejor solución**

   ◦ **Decisión informada**: Seleccione la opción más adecuada basándose en el análisis anterior.

   ◦ **Validación con el equipo**: Confirme la elección con sus colegas y superiores si es necesario.

6. **Implantación de la solución**

   ◦ **Plan de acción**: defina las etapas, las responsabilidades y los plazos precisos.

   ◦ **Comunicación**: Informar a todas las partes implicadas, incluido el paciente si procede.

7. **Evaluación de los resultados**

   ◦ **Seguimiento**: Observar los efectos de la solución aplicada, recabar opiniones.

   ◦ **Ajuste**: Hacer cambios si es necesario, aprender de la experiencia para situaciones futuras.

Habilidades necesarias para la resolución eficaz de problemas

1. **Pensamiento crítico**

   ○ **Análisis lógico**: Capacidad para evaluar la información de forma racional y objetiva.

   ○ **Capacidad de síntesis**: integrar distintas fuentes de información para obtener una visión de conjunto.

2. **Creatividad**

   ○ **Innovación**: proponer soluciones originales cuando los planteamientos tradicionales no bastan.

   ○ **Flexibilidad**: adaptarse a situaciones cambiantes, estar abierto a nuevas ideas.

3. **Comunicación eficaz**

   ○ **Escucha activa**: Comprender las necesidades y preocupaciones de pacientes y colegas.

   ○ **Claridad de expresión**: Explicar problemas y soluciones de forma comprensible.

4. **Gestión del estrés**

   ○ **Calma bajo presión**: mantener la compostura en situaciones urgentes o difíciles.

   ○ **Resiliencia**: La capacidad de recuperarse de obstáculos y contratiempos.

5. **Trabajo en equipo**

   ○ **Colaboración**: trabajar en armonía con otros profesionales, compartiendo responsabilidades.

- ○ **Respeto mutuo**: valorar las aportaciones de los demás, fomentar un clima de confianza.

Estrategias específicas de resolución de problemas

1. **Enfoque sistemático**

   - ○ **Uso de modelos**: Aplicar marcos de resolución de problemas como el método DESC (Describir, Expresar, Especificar, Concluir) para estructurar el pensamiento.

   - ○ **Protocolos** institucionales: Remitirse a los procedimientos establecidos para orientar las acciones.

2. **Priorización**

   - ○ **Evaluación de la urgencia**: determinar qué problemas requieren atención inmediata.

   - ○ **Gestión del tiempo**: asignar los recursos de forma eficiente, evitar la dispersión.

3. **Búsqueda de recursos**

   - ○ **Documentación**: Consulta de guías clínicas, manuales y bases de datos médicas.

   - ○ **Asesoramiento de expertos**: pida consejo a especialistas o colegas con experiencia.

4. **Reflexión ética**

   - ○ **Consideración de los valores**: tener en cuenta los principios éticos, los derechos de los pacientes y las obligaciones legales.

- ◦ **Dilemas morales**: analizar situaciones complejas cuyas soluciones pueden tener consecuencias contradictorias.

Ejemplos de situaciones y aplicaciones prácticas

1. **Control del dolor no aliviado**

   - ◦ **Identificación**: Un paciente se queja de dolor persistente a pesar del tratamiento en curso.

   - ◦ **Análisis**: Comprobar que los analgésicos se administran correctamente, observar los signos asociados, evaluar la intensidad del dolor.

   - ◦ **Posibles soluciones**: Sugerir una reevaluación médica, considerar técnicas no farmacológicas (relajación, reposicionamiento), comprobar posibles efectos secundarios o tolerancia al fármaco.

   - ◦ **Ejecución**: Informar a la enfermera, aplicar las intervenciones adecuadas, vigilar la respuesta del paciente.

2. **Prevención de caídas en pacientes de riesgo**

   - ◦ **Identificación**: Un paciente anciano tiene problemas de equilibrio y antecedentes de caídas.

   - ◦ **Análisis**: Evaluar el entorno (suelos resbaladizos, obstáculos), factores personales (debilidad muscular, confusión), medicamentos que puedan afectar al equilibrio.

   - ◦ **Posibles soluciones**: instalar ayudas técnicas (pasamanos, iluminación), ajustar el plan de cuidados para aumentar la vigilancia, coordinarse con el fisioterapeuta para realizar ejercicios de fortalecimiento.

○ **Aplicación**: poner en marcha medidas, informar al equipo, educar al paciente sobre las precauciones que debe tomar.

Importancia de la reflexión sobre la práctica

- **Autoevaluación**: Después de resolver un problema, reflexiona sobre el proceso, identificando lo que salió bien y lo que podría mejorarse.

- **Aprendizaje continuo**: aproveche cada situación como una oportunidad de aprendizaje, comparta experiencias con sus colegas.

- **Desarrollo profesional**: participación en cursos de formación, talleres y grupos de debate para desarrollar la capacidad de resolver problemas.

El papel de la tecnología en la resolución de problemas

- **Herramientas digitales**: uso de aplicaciones y programas informáticos para acceder rápidamente a la información, seguir protocolos y comunicarse con el equipo.

- **Bases de datos médicas**: búsqueda de información actualizada sobre enfermedades, tratamientos e interacciones farmacológicas.

- **Simulaciones y formación en línea**: practique la resolución de situaciones clínicas complejas mediante escenarios interactivos.

Colaboración interprofesional

- **Sinergia de competencias**: aprovechar las competencias complementarias del equipo (enfermeros, médicos, terapeutas).

- **Comunicación interdisciplinar**: participación en reuniones de departamento, sesiones informativas y debriefings para alinear enfoques.

- **Respetar los papeles**: comprender los límites de su campo de acción, saber cuándo delegar o pedir ayuda.

- Comentarios y lecciones aprendidas

En el campo de la medicina interna, el auxiliar de enfermería desempeña un papel fundamental en la atención global de los pacientes. Más allá de las habilidades técnicas y los conocimientos médicos, el aprendizaje continuo a través de la retroalimentación es esencial para mejorar la calidad de los cuidados, mejorar la práctica profesional y promover el desarrollo personal. Este capítulo explora la importancia de la retroalimentación, cómo enriquece la práctica de un cuidador, cómo incorporarla eficazmente y las valiosas lecciones que se pueden aprender.

La importancia de la retroalimentación en la práctica asistencial

El feedback es un proceso de reflexión que nos permite aprender de nuestras experiencias, ya sean positivas o negativas. Brinda la oportunidad de :

1. **Mejora de las competencias profesionales**: Mediante el análisis de las acciones emprendidas y de sus resultados, el auxiliar de enfermería identifica los puntos fuertes que debe reforzar y las áreas de mejora.

2. **Prevención de errores**: comprender las causas de los incidentes o errores permite poner en marcha medidas preventivas para evitar que se repitan.

3. **Fomentar el aprendizaje colectivo**: Compartir experiencias con los compañeros enriquece los conocimientos del equipo, fomenta la colaboración y refuerza la cohesión.

4. **Mejora de la calidad de la asistencia**: al incorporar las lecciones aprendidas, el asistente sanitario contribuye a una asistencia más eficaz, segura y adaptada a las necesidades de los pacientes.

Incorporar la retroalimentación a la práctica diaria

1. **Autorreflexión sistemática**
   Se anima a los asistentes sanitarios a adoptar un enfoque reflexivo regular:

   ○ **Después de cada situación importante,** tómate tiempo para reflexionar sobre las acciones emprendidas, las decisiones tomadas y sus consecuencias.

   ○ **Identificar los éxitos**: Reconocer lo que ha funcionado bien aumenta la confianza en uno mismo y anima a repetir esas prácticas.

   ○ **Analizar las dificultades**: Comprender los obstáculos encontrados, los errores cometidos y los factores que han contribuido a ello.

2. **Participación en reuniones de departamento**
   Las reuniones de equipo brindan la oportunidad de compartir experiencias:

○ **Presentar casos clínicos**: Discutir situaciones complejas o inusuales para beneficiarse de las perspectivas de los colegas.

○ **Informar de los incidentes**: Analizar colectivamente los sucesos no deseados para identificar las causas profundas y desarrollar soluciones.

○ **Intercambiar buenas prácticas**: compartir métodos eficaces, consejos e innovaciones.

3. **Utilización de herramientas de seguimiento y evaluación**

○ **Cuadernos** de bitácora: Lleve un cuaderno de bitácora de experiencias, pensamientos y aprendizajes significativos.

○ **Cuadrículas de autoevaluación**: utilice herramientas para evaluar sus competencias y controlar su evolución.

○ **Retroalimentación formalizada**: Pida retroalimentación a colegas, enfermeras o gestores sanitarios.

Lecciones aprendidas: ejemplos concretos

1. **Mejorar la comunicación con los pacientes**
Cuando un paciente expresa confusión o ansiedad ante un tratamiento, el asistente sanitario se da cuenta de que el lenguaje utilizado era demasiado técnico. Adaptando su discurso, utilizando términos sencillos y comprobando la comprensión del paciente, puede ver que éste coopera mejor y se tranquiliza.

2. **Gestionar una situación agresiva**
Ante un paciente agitado, el auxiliar de enfermería

reacciona inicialmente con una actitud autoritaria, lo que exacerba la tensión. Tras reflexionar un poco, se da cuenta de la importancia de la escucha empática y la desescalada verbal. En una situación similar posterior, adopta un enfoque tranquilo, se muestra comprensivo y consigue calmar al paciente.

3. **Prevención de errores de medicación**

Tras observar una confusión entre dos pacientes con nombres similares, el celador se da cuenta de la importancia crucial de comprobar sistemáticamente la identidad del paciente antes de cualquier tratamiento. Esta experiencia conduce a una mayor vigilancia y a la promoción de esta práctica dentro del equipo.

Factores que facilitan el aprendizaje a partir de la experiencia

1. **Mentalidad abierta y humildad**

Reconocer que siempre se puede aprender y mejorar es esencial. Los asistentes sanitarios deben estar dispuestos a aceptar las críticas constructivas y a cuestionar sus prácticas.

2. **Un entorno solidario**

Un clima de confianza dentro del equipo fomenta el intercambio de experiencias sin miedo a ser juzgado. Los errores se consideran oportunidades de aprendizaje y no fracasos.

3. **Apoyo institucional**

Los centros sanitarios que valoran la formación continua, ofrecen oportunidades de debate y fomentan un enfoque de calidad facilitan la incorporación de las lecciones aprendidas.

Retos en la aplicación de las lecciones aprendidas

1. **Resistencia al cambio**
   Cambiar hábitos arraigados puede resultar difícil. Es importante comprender los obstáculos al cambio y abordarlos adecuadamente.

2. **Elevada carga de trabajo**
   La falta de tiempo puede limitar la reflexión y el intercambio de experiencias. Es fundamental reservar tiempo para estas actividades, incluso en horarios apretados.

3. **Falta de reconocimiento**
   Si no se reconocen los esfuerzos por mejorar, esto puede desmotivar a los asistentes. Una cultura de valoración de las iniciativas positivas es beneficiosa.

Estrategias para superar los obstáculos

1. **Incorporar la retroalimentación a las rutinas**

   ○ **Planifique momentos regulares**: por ejemplo, organice una breve reunión informativa al final del día o del turno.

   ○ **Utilizar la tecnología**: Plataformas en línea, foros internos para compartir rápidamente experiencias e ideas.

2. **Fomentar la formación en grupo**

   ○ **Talleres prácticos**: Participe en sesiones de formación interactivas en las que se comparten experiencias.

   ○ **Grupos de apoyo**: Crear grupos de iguales para debatir los retos encontrados y las soluciones halladas.

3. **Promover el liderazgo colaborativo**

   ○ **Implicar a los gestores sanitarios**: su apoyo es esencial para establecer una cultura del aprendizaje.

   ○ **Valorar las iniciativas**: reconocer públicamente las aportaciones de los asistentes que comparten sus experiencias y sugieren mejoras.

El impacto de la experiencia adquirida en la calidad de la asistencia

1. **Mejorar las competencias profesionales**
   El aprendizaje continuo permite dominar mejor las técnicas, adaptarse más rápidamente a las nuevas situaciones y tomar decisiones con mayor conocimiento de causa.

2. **Mejorar la seguridad del paciente**
   Al aprender de los errores del pasado, los asistentes sanitarios contribuyen a reducir el riesgo de incidentes y aumentar la fiabilidad de la asistencia.

3. **Mayor satisfacción del paciente**
   Una mejor atención, una comunicación eficaz y una actitud empática mejoran la experiencia del paciente y aumentan su confianza.

4. **Realización profesional**
   Sentir que progresas, que aportas valor y que se reconocen tus esfuerzos contribuye a la satisfacción y la motivación en el trabajo.

Capítulo 10

Conclusión

- El impacto del auxiliar de enfermería en medicina interna

Las enfermeras desempeñan un papel fundamental en los servicios de medicina interna. En primera línea de los cuidados, son el vínculo esencial entre el paciente y el equipo médico. Su papel va mucho más allá de la mera realización de tareas prácticas; están en el centro del apoyo humano, la calidad de los cuidados y la eficacia operativa del departamento. Este impacto, aunque a veces discreto, es profundamente sentido por los pacientes, las familias y los profesionales sanitarios. Este capítulo profundiza en la influencia decisiva del auxiliar de enfermería en medicina interna, destacando las múltiples facetas de su compromiso diario.

Contribuir a la calidad de la asistencia

El auxiliar de enfermería es el garante de los cuidados básicos esenciales para el bienestar de los pacientes. Garantizan la higiene personal, la ayuda a la alimentación, la movilización y el confort, elementos fundamentales para la dignidad y la salud de los pacientes hospitalizados. Con su presencia atenta, detectan signos clínicos sutiles que pueden indicar un deterioro de la salud: enrojecimiento sospechoso, cambio de apetito, dolor expresado discretamente. Estas observaciones son cruciales y se transmiten al equipo de enfermería o médico, lo que permite una intervención rápida y adecuada. De este modo, el auxiliar de enfermería contribuye directamente a la prevención de complicaciones, al seguimiento clínico y a la eficacia de los tratamientos.

Apoyo emocional y psicosocial

Además de proporcionar cuidados físicos, el auxiliar de enfermería desempeña un papel esencial en el apoyo emocional a los pacientes. La medicina interna atiende a menudo a personas con enfermedades crónicas, complejas o graves, lo que genera estrés, ansiedad e incertidumbre. El auxiliar de enfermería es un oído atento que ofrece una presencia tranquilizadora y empática. Se toman el tiempo necesario para escuchar las preocupaciones, responder a las preguntas y compartir una palabra amable o una sonrisa que puede alegrar el día a un paciente. Este apoyo humano fomenta el bienestar psicológico, levanta la moral e incluso puede repercutir positivamente en la recuperación. Al apoyar también a las familias, el auxiliar de enfermería contribuye a crear un entorno de confianza y serenidad en torno al paciente.

Colaboración interprofesional

Una asistencia eficaz en medicina interna se basa en una estrecha colaboración entre los distintos profesionales sanitarios. El auxiliar de enfermería es un miembro activo de este equipo multidisciplinar. Se comunica regularmente con enfermeras, médicos, fisioterapeutas, dietistas y trabajadores sociales, compartiendo sus observaciones y contribuyendo a una comprensión global de la situación del paciente. Su profundo conocimiento de las necesidades y reacciones diarias de los pacientes mejora las decisiones clínicas. Esta colaboración promueve una atención coherente, coordinada y centrada en el paciente, mejorando los resultados clínicos y la satisfacción del paciente.

Mejorar la satisfacción del paciente

La experiencia del paciente es un indicador clave de la calidad de la asistencia. Por su proximidad y disponibilidad, los asistentes sanitarios desempeñan un papel decisivo en la percepción que el paciente tiene de su estancia en el hospital. Al personalizar los cuidados, respetar las preferencias individuales y mostrar paciencia y comprensión, contribuyen a crear un ambiente cálido y respetuoso. Los pacientes se sienten escuchados, valorados y apoyados, lo que reduce su estrés y ansiedad. Esta atención especial puede transformar una experiencia potencialmente angustiosa en una experiencia asistencial positiva y tranquilizadora.

Contribuir a la eficacia operativa

Los asistentes sanitarios desempeñan un papel activo en la organización y eficacia del servicio de Medicina Interna. Al gestionar eficazmente su tiempo, priorizar las tareas y optimizar el uso de los recursos, contribuyen al buen funcionamiento del servicio. Garantizan el cumplimiento de los protocolos y procedimientos, previenen errores e incidentes y ayudan a formar a los nuevos miembros del personal. Sus acciones contribuyen a reducir los retrasos, mejorar la coordinación asistencial y garantizar la seguridad de los pacientes. Además, al alertar rápidamente al equipo asistencial en caso de problema, evitan complicaciones y facilitan una intervención precoz.

Papel en la educación sanitaria

Los auxiliares sanitarios también desempeñan un papel importante en la educación de los pacientes. Les informan de los cuidados que reciben y les guían en el aprendizaje de gestos que favorezcan su autonomía, como la movilización o los ejercicios respiratorios. Fomentan comportamientos saludables, conciencian sobre las medidas de higiene y trabajan con el equipo de enfermería para preparar a los pacientes para su regreso a casa. Este apoyo educativo refuerza la autonomía de los pacientes, fomenta el cumplimiento del tratamiento y ayuda a prevenir la rehospitalización.

Impacto en la prevención de las infecciones nosocomiales

La prevención de las infecciones relacionadas con la asistencia sanitaria es un reto importante en los hospitales. Al observar estrictamente medidas higiénicas como lavarse las manos, utilizar equipos de protección individual y desinfectar las superficies, los auxiliares sanitarios desempeñan un papel clave en la reducción del riesgo de infección. También conciencian a pacientes y visitantes de las precauciones que deben tomar, contribuyendo así a proteger a todos.

Fomentar una cultura de atención y respeto

La actitud del auxiliar de cuidados influye en el clima del departamento. Mostrando respeto, tolerancia y amplitud de miras, contribuyen a crear un entorno en el que todos se sienten aceptados y valorados. Esta cultura asistencial favorece el bienestar del personal, reduce el estrés y repercute positivamente en la calidad de las interacciones con los pacientes. También fomenta la colaboración y la solidaridad dentro del equipo, impulsando la eficacia colectiva.

Contribuir a la formación y la innovación

Los asistentes sanitarios participan en la formación de estudiantes y nuevos colegas, compartiendo su experiencia y conocimientos. A menudo participan en proyectos de mejora de la calidad, proponiendo ideas para optimizar las prácticas, mejorar la comodidad de los pacientes o aumentar la seguridad de los cuidados. Su implicación en la innovación refleja su compromiso con la excelencia y el desarrollo positivo de la profesión.

Papel en la gestión de las situaciones al final de la vida

En medicina interna, a veces se pide a los asistentes sanitarios que ayuden a los pacientes al final de su vida. Su papel es crucial para garantizar el confort, la dignidad y el apoyo emocional de los pacientes y sus familias. Con su presencia discreta y atenta, aportan una dimensión humana esencial a estos momentos delicados, contribuyendo a unos cuidados paliativos de alta calidad.

- Ánimo a los futuros profesionales

La profesión de auxiliar de enfermería en Medicina Interna es mucho más que un trabajo, es una vocación, un compromiso con las personas, una pasión por cuidar y apoyar a los que más lo necesitan. A todos los futuros profesionales que os estáis preparando para abrazar esta noble carrera, me gustaría ofreceros este aliento para iluminar vuestro camino y fortalecer vuestra determinación.

La importancia de su papel

En cuanto empiece a trabajar en este campo, se dará cuenta de lo esencial que es su papel. Seréis los guardianes del confort, los centinelas del bienestar y los artesanos de la dignidad del paciente. Cada gesto que hagáis tendrá un profundo efecto en la vida de aquellos a quienes cuidáis. Vuestra presencia, vuestras palabras y vuestra atención tendrán el poder de reconfortar, devolver la esperanza y aliviar el sufrimiento. No olvidéis nunca que, aunque a veces discreto, vuestro impacto es inmenso y precioso.

Cultivar la compasión y la empatía

La Medicina Interna le pondrá cara a cara con situaciones complejas, patologías graves y trayectorias vitales a veces difíciles. Frente a estos retos, es tu compasión la que marcará la diferencia. Cultiva la capacidad de ponerte en el lugar del otro, de comprender sus miedos, sus dudas y sus esperanzas. La empatía será tu brújula, guiará tus acciones y enriquecerá tus relaciones con los pacientes y sus familias. Al estar atento a las necesidades de cada persona, ofrecerás un apoyo genuino y profundo.

Desarrollar sus competencias

Los conocimientos técnicos son esenciales, pero hay que cultivarlos y renovarlos constantemente. Sea curioso, invierta en su formación y busque oportunidades de aprendizaje. Los avances médicos y tecnológicos evolucionan rápidamente, y su voluntad de aprender le permitirá mantenerse a la vanguardia, ofrecer una asistencia de calidad y desarrollarse profesionalmente. No dude en hacer preguntas, participe en la formación continua y comparta sus conocimientos con sus colegas.

La importancia del trabajo en equipo

Nunca estará solo en su trabajo. La fuerza de la Medicina Interna reside en la colaboración interprofesional. Disfruta de la riqueza de los intercambios con enfermeras, médicos, fisioterapeutas y todos los demás profesionales sanitarios. Todos aportan su contribución y juntos podéis ofrecer a los pacientes la mejor atención posible. Fomente la comunicación, el respeto mutuo y la solidaridad dentro del equipo. Estas relaciones profesionales enriquecedoras contribuirán a tu desarrollo personal y a la eficacia de tus cuidados.

Afrontar los retos con resiliencia

El camino no siempre será fácil. Te enfrentarás a situaciones difíciles, momentos de duda y emociones intensas. Es importante reconocer estos sentimientos, cuidarse y desarrollar la resiliencia. Aprenda a gestionar el estrés, encuentre un equilibrio entre su vida profesional y personal, y busque apoyo cuando lo necesite. Tu bienestar es esencial si quieres apoyar a los demás con amabilidad y energía.

Mantener el sentido del compromiso

Cuando se sienta cansado o desanimado, recuerde las razones que le llevaron a elegir esta profesión. El deseo de ayudar, la pasión por cuidar y el placer de crear relaciones humanas significativas son las fuerzas motrices que le llevarán a lo largo de su carrera. Cada sonrisa que vea, cada agradecimiento sincero, cada mejora en la salud de un paciente serán recompensas que darán sentido a su compromiso.

Ser un agente del cambio

El sistema sanitario evoluciona constantemente, y usted tiene un papel que desempeñar en esta dinámica. No dude en compartir sus ideas, sugerir mejoras y participar en proyectos destinados a optimizar las prácticas. Su visión es inestimable y su experiencia sobre el terreno añade valor a nuestro pensamiento colectivo. Al ser proactivo, contribuirá a dar forma a una Medicina Interna más eficiente, más humana y mejor adaptada a las necesidades de los pacientes.

Celebre sus éxitos

Dedique tiempo a reconocer sus logros, incluso los más pequeños. Cada reto superado, cada habilidad adquirida, cada relación de confianza establecida es una victoria. Estos éxitos marcan tu trayectoria y construyen tu identidad profesional. Reflejan tu compromiso, tu perseverancia y tu talento. Siéntete orgulloso de lo lejos que has llegado y deja que ese orgullo alimente tu motivación para los retos que tienes por delante.

• El futuro de la profesión auxiliar de enfermería

Desde hace mucho tiempo, los auxiliares sanitarios ocupan un lugar central en el sistema sanitario, proporcionando cuidados esenciales y apoyo local a los pacientes. En los albores del siglo XXI, la profesión se encuentra en un punto de inflexión decisivo, con grandes retos pero también con oportunidades sin precedentes. Los cambios demográficos, los avances tecnológicos, las mutaciones sociales y las transformaciones del sistema sanitario están redefiniendo los contornos de la profesión. Este capítulo explora el futuro de la profesión de asistente de cuidados, destacando las tendencias emergentes, las cuestiones cruciales y las perspectivas que se abren a quienes abrazan esta vocación.

Creciente demanda de atención personalizada

El envejecimiento de la población es uno de los fenómenos más llamativos de nuestro tiempo. El aumento de la esperanza de vida, combinado con la creciente prevalencia de enfermedades crónicas, está generando una demanda cada vez mayor de cuidados de larga duración y apoyo personalizado. Los auxiliares asistenciales deberán desempeñar un papel aún más importante en el cuidado de las personas mayores, los pacientes con enfermedades crónicas y las personas con discapacidad. Su experiencia en cuidados básicos, su proximidad a los pacientes y su capacidad para crear lazos de confianza serán bazas importantes para satisfacer estas necesidades.

El auge de la tecnología y la transformación de la empresa

Los avances tecnológicos están revolucionando el panorama sanitario. La telemedicina, los objetos conectados, la inteligencia artificial y las aplicaciones móviles están cambiando la forma de tratar y controlar a los pacientes. Para los asistentes sanitarios, esto significa adaptarse a las nuevas herramientas y desarrollar sus competencias digitales. Deberán utilizar dispositivos de monitorización a distancia, recopilar e interpretar datos sanitarios y colaborar a través de plataformas digitales. Esta transformación tecnológica ofrece la oportunidad de optimizar la asistencia, mejorar la eficiencia y reforzar la coordinación con otros profesionales sanitarios.

La importancia de la formación continua

Ante esta evolución, la formación continua se hace imprescindible. Los asistentes sanitarios tendrán que actualizar periódicamente sus conocimientos, adquirir nuevas competencias y abrirse a campos emergentes. La formación abarcará no sólo los aspectos técnicos y tecnológicos, sino también los enfoques centrados en el paciente, la comunicación intercultural, la gestión del estrés y la ética. Los centros sanitarios y las organizaciones de formación tendrán un papel clave a la hora de ofrecer programas adecuados, accesibles e innovadores.

Hacia un mayor reconocimiento de la profesión

Revalorizar el papel de los auxiliares de enfermería es un reto importante para el futuro. El reconocimiento de sus competencias, su experiencia y su contribución esencial al sistema sanitario debe reflejarse en perspectivas de desarrollo profesional, una remuneración adecuada y la plena integración en los equipos sanitarios. Las políticas sanitarias deben apoyar este reconocimiento promoviendo el desarrollo profesional, fomentando el acceso a la formación para la obtención de cualificaciones y elevando el perfil de la profesión.

Innovación al servicio de las personas

A pesar del crecimiento de la tecnología, el aspecto humano seguirá estando en el centro de la profesión enfermera. Apoyar a los pacientes en su conjunto, teniendo en cuenta sus necesidades físicas, psicológicas, sociales y espirituales, sigue siendo una misión fundamental. Los asistentes sanitarios seguirán aportando esa dimensión humana insustituible de estar presentes, escuchar, empatizar y mostrar respeto. La innovación debe verse como una herramienta al servicio de esta humanidad, liberando tiempo para una interacción significativa y haciendo que la atención sea más personalizada.

Los retos de la diversidad y la inclusión

La sociedad es cada vez más diversa, con poblaciones de diversos orígenes culturales, lingüísticos y religiosos. Los asistentes sanitarios tendrán que desarrollar habilidades de comunicación intercultural, adaptando sus prácticas para respetar los valores y creencias de cada individuo. Esta diversidad es una ventaja, pero requiere una mayor sensibilidad y una formación específica para garantizar que todos los pacientes reciban un trato justo y respetuoso.

Prevención y promoción de la salud

El futuro de la sanidad no se limita al tratamiento de las enfermedades, sino que también abarca la prevención y la promoción del bienestar. Los asistentes sanitarios desempeñarán un papel más importante en la educación sanitaria, concienciando a los pacientes sobre los comportamientos positivos, participando en programas de prevención y fomentando la autogestión de las enfermedades crónicas. Se convertirán en agentes clave en la construcción de una sociedad más sana, trabajando con las comunidades e implicándose en iniciativas locales.

Mayor colaboración interprofesional

El trabajo en equipo será más esencial que nunca. Las fronteras entre las profesiones sanitarias se difuminan en favor de un enfoque colaborativo y centrado en el paciente. Los auxiliares asistenciales trabajarán en estrecha colaboración con enfermeros, médicos, farmacéuticos, psicólogos y trabajadores sociales, compartiendo información, coordinando los cuidados y participando en las decisiones clínicas. Este enfoque interdisciplinario enriquecerá las prácticas y mejorará la calidad de la asistencia.

Retos éticos y normativos

La evolución tecnológica y social también plantea problemas éticos y jurídicos. La protección de los datos personales, el consentimiento informado, el respeto de la intimidad y el acceso equitativo a la asistencia son cuestiones que habrá que tener en cuenta. Los asistentes sanitarios tendrán que formarse en estas cuestiones, participar en debates éticos y aplicar principios éticos en su práctica diaria.

La importancia del bienestar profesional

Para garantizar una asistencia de calidad, es esencial velar por el bienestar de los propios asistentes. La profesión es física y emocionalmente exigente. Los riesgos de agotamiento, estrés y trastornos musculoesqueléticos son reales. Los centros asistenciales deberán establecer políticas de prevención, promover un entorno de trabajo saludable, ofrecer apoyo psicológico y fomentar la conciliación de la vida laboral y familiar. Los cuidadores, por su parte, tendrán que adoptar estrategias de autocuidado, desarrollar la resiliencia y buscar apoyo cuando lo necesiten.

- Recursos y referencias útiles

Para ejercer de forma competente y mantenerse al día en un campo en constante evolución como la medicina interna, los asistentes sanitarios necesitan contar con recursos fiables y actualizados. Este capítulo ofrece una selección de referencias esenciales para guiar su práctica, mejorar sus conocimientos y apoyar su desarrollo profesional. Estos recursos abarcan diversos aspectos de la profesión, desde libros de texto básicos y plataformas en línea hasta organismos profesionales y cursos de formación continua.

Obras de referencia y manuales prácticos

1. **"Guide de l'aide-soignant"** de Jean Chiariny y Anne-Marie Chiariny Este libro es un clásico en la materia, que ofrece una visión completa de las competencias necesarias, las técnicas de cuidados y los conocimientos teóricos necesarios para la práctica diaria. Abarca los aspectos prácticos de la profesión, los cuidados fundamentales y la comunicación con el paciente, e incluye actualizaciones sobre las nuevas recomendaciones.

2. **"Enfermería en Medicina y Cirugía"** de Brunner y Suddarth Aunque originalmente estaba destinado a enfermeras, este manual es un valioso recurso para los auxiliares de cuidados que deseen profundizar sus conocimientos sobre patologías médicas y cuidados técnicos. Proporciona un conocimiento detallado de las

enfermedades, los tratamientos y las intervenciones de enfermería asociadas.

3. **"Anatomía y fisiología humanas"** por Elaine N. Marieb Una obra esencial para dominar los fundamentos de la anatomía y la fisiología, que permite comprender mejor el funcionamiento del cuerpo humano y los mecanismos de las patologías encontradas en medicina interna.

Organismos y asociaciones profesionales

1. **Association Nationale des Aides-Soignants (ANAS)** ANAS representa a los auxiliares de enfermería a nivel nacional, ofreciendo apoyo profesional, información sobre novedades legislativas y oportunidades de formación continua. El sitio web de la ANAS ofrece recursos, noticias y foros de debate para intercambiar opiniones con los colegas.

2. **Consejo Internacional de Enfermeras (CIE)** Aunque se centra en las enfermeras, el CIE proporciona recursos pertinentes para los auxiliares de enfermería, incluidas las mejores prácticas, la ética y el desarrollo profesional a escala internacional.

Directrices, protocolos y reglamentos

1. **Los protocolos de cuidados de su establecimiento** Cada establecimiento sanitario dispone de protocolos específicos adaptados a sus prácticas. Es vital consultarlos regularmente para garantizar el cumplimiento de los procedimientos internos en materia de cuidados, higiene y seguridad.

2. **Haute Autorité de Santé** (HAS) La HAS publica recomendaciones de buenas prácticas, guías metodológicas y dictámenes sobre la organización de la asistencia sanitaria. Estos documentos son esenciales para

mantenerse al día de las normas nacionales en materia de calidad y seguridad de la asistencia.

3. **Ministerio de Solidaridad y Sanidad** La web oficial del Ministerio ofrece información sobre políticas sanitarias, legislación vigente, decretos relativos a la profesión de auxiliar de enfermería y medidas de salud pública.

Formación continua y desarrollo profesional

1. **Institut de Formation des Aides-Soignants (IFAS)** Los IFAS ofrecen formación inicial y continua, módulos de especialización y talleres prácticos. Son un recurso clave para desarrollar competencias y actualizar conocimientos.

2. **Agence Nationale du DPC (Développement Professionnel Continu)** La ANDPC ofrece programas de formación acreditados que permiten a los asistentes sanitarios cumplir con sus obligaciones de formación continua al tiempo que mejoran sus prácticas profesionales.

3. **Formación en línea**

   - **MOOC Santé**: cursos en línea abiertos a todos, que cubren una variedad de temas relevantes para los asistentes sanitarios, como los cuidados paliativos, la gestión del dolor y la comunicación con los pacientes.
   - **Plataformas especializadas**: Sitios como "Formasup Santé" o "Espace Compétences" ofrecen módulos de formación en línea adaptados a los profesionales sanitarios.

Sitios web y plataformas en línea

1. **Santé.fr** Portal oficial que ofrece información fiable sobre enfermedades, tratamientos, establecimientos sanitarios y actualidad médica.

2. **Infirmiers.com** Aunque está dirigido principalmente a enfermeros, este sitio ofrece artículos, foros, recursos didácticos y noticias que pueden ser útiles para los auxiliares de enfermería.

3. **Biblioteca médica en línea** Acceso a artículos científicos, revistas médicas y recursos documentales para aprender más sobre temas específicos.

Revistas y periódicos especializados

1. **"Soins Aides-Soignantes"** Esta revista profesional ofrece artículos sobre prácticas asistenciales, comentarios sobre experiencias, reportajes temáticos e información sobre la evolución de la profesión.

2. **"Revue de l'Infirmière"** Aunque centrada en la profesión enfermera, esta publicación ofrece interesantes perspectivas sobre prácticas asistenciales, innovaciones en la atención sanitaria y temas de actualidad en el sector.

3. **"Le Concours médical"** Revista generalista que cubre muchos aspectos de la medicina, útil para mantenerse al día de los avances científicos y los debates éticos.

Aplicaciones móviles útiles

1. Aplicación de **Medscape** que ofrece noticias médicas, información sobre medicamentos, guías clínicas y útiles herramientas de cálculo para profesionales sanitarios.

2. **Medición de constantes** vitales Con aplicaciones como "iCare Health Monitor" se pueden medir determinadas

constantes vitales (frecuencia cardiaca, saturación de oxígeno) mediante sensores integrados en los teléfonos inteligentes, que resultan útiles para comprobaciones rápidas (utilícelas con precaución y no sustituyan a los dispositivos médicos homologados).

3. **Emergencias sanitarias** Aplicación que proporciona protocolos de emergencia, procedimientos de primeros auxilios y números útiles, útiles para repasar los gestos de emergencia.

Literatura sobre desarrollo personal y profesional

1. **"Inteligencia emocional"**, de Daniel Goleman Este libro explora la importancia de las habilidades emocionales en las relaciones interpersonales, un aspecto clave para los auxiliares de cuidados en su trabajo con los pacientes.

2. **"Prendre soin de soi pour prendre soin des autres"** de Philippe Rodet Este libro ofrece reflexiones y consejos sobre cómo gestionar el estrés, prevenir el agotamiento y mantener un equilibrio saludable entre la vida laboral y la personal.

Organizaciones y programas de apoyo

1. **Servicios de salud laboral** Estos servicios prestan apoyo para prevenir riesgos laborales, ofrecen adaptaciones del puesto de trabajo si es necesario y apoyan a los cuidadores en su bienestar en el trabajo.

2. **Asociaciones de apoyo psicológico** Organizaciones como la Association Soins aux Professionnels de Santé (SPS) ofrecen apoyo psicológico a los cuidadores que se enfrentan a dificultades, estrés o agotamiento.

Recursos para la ética y la conducta profesional

1. **Comité Consultatif National d'Éthique (CCNE)** El CCNE publica dictámenes e informes sobre cuestiones éticas relacionadas con la salud, ofreciendo reflexiones en profundidad sobre temas complejos que se plantean en la práctica sanitaria.

2. **Códigos deontológicos** Aunque los auxiliares de cuidados no tienen un código deontológico específico, remitirse a los códigos de las profesiones médicas y paramédicas puede proporcionar importantes directrices éticas.

www.ingramcontent.com/pod-product-compliance
Lightning Source LLC
Chambersburg PA
CBHW072142290526
45794CB00004B/1390